PROF. DR. INGO FROBÖSE | DR. MED. MATTHIAS RIEDL
PROF. DR. JOHANNES PANTEL | ANNA CAVELIUS

FIT IM ALTER

Den Körper fit halten, geistig frisch bleiben, das Leben genießen.

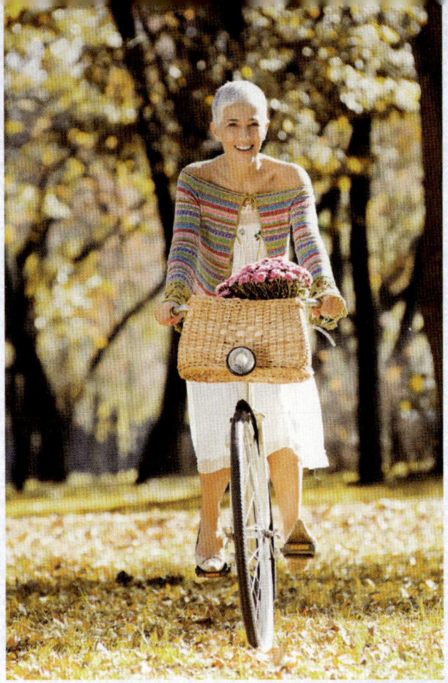

FITNESS

ERNÄHRUNG

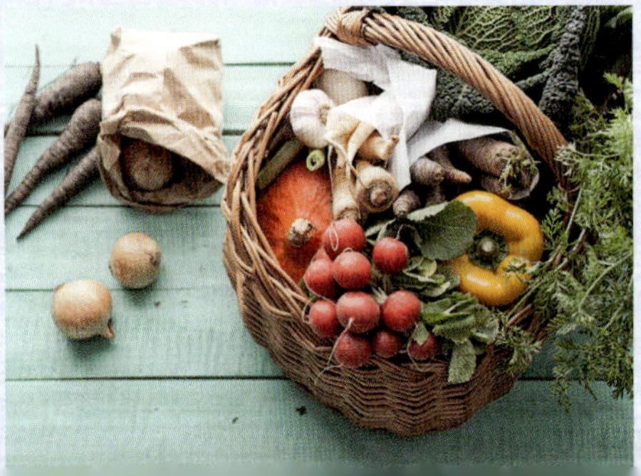

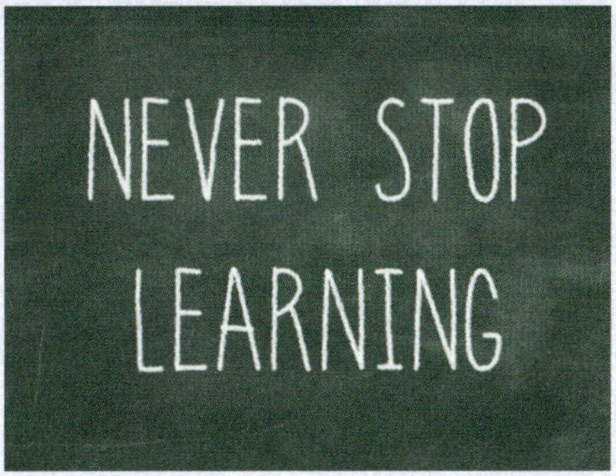

LEBEN

SERVICE

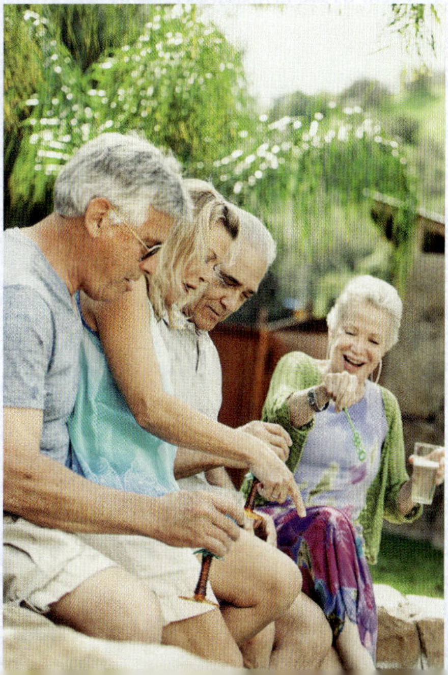

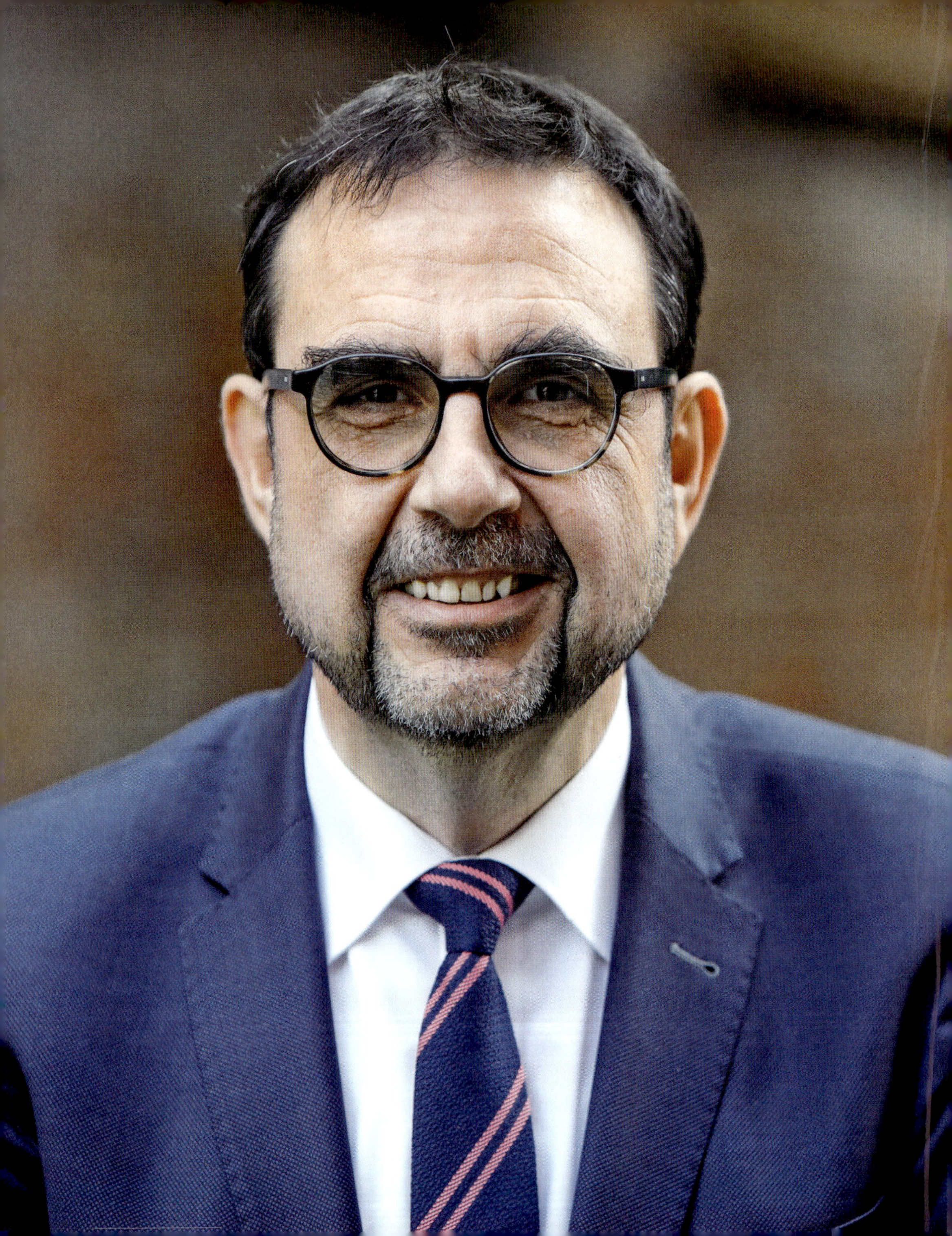

LIEBE LESERINNEN UND LESER,

die Lebenserwartung in unserem Land ist seit vielen Jahren sehr hoch. Das ist eine glückliche Entwicklung! Die gewonnene Lebenszeit möglichst lange in guter Gesundheit zu verbringen – das wünscht sich jeder. Der Ratgeber „Fit im Alter“ liefert zahlreiche Expertentipps für einen gesundheitsförderlichen Lebensstil in dieser Lebensphase. Dabei stehen Bewegung, Ernährung, mentale Gesundheit und soziale Aktivität im Mittelpunkt.

Auch soziale Kontakte tragen zu einem gesunden Leben bei. Die Corona-Pandemie hat uns deutlich vor Augen geführt, wie wichtig ein soziales Miteinander für das Wohlbefinden eines jeden Einzelnen ist. Neben Kindern und Jugendlichen waren alleinlebende ältere Menschen besonders von den Kontaktbeschränkungen zur Eindämmung der Pandemie und ihren Folgen betroffen. Daher ist es mir ein wichtiges Anliegen, das Miteinander in unserem Land gerade für unsere älteren Mitbürgerinnen und Mitbürger zu fördern. Denn ein aktives Sozialleben fördert die Gesundheit und kann vor zahlreichen Erkrankungen schützen.

Es ist nie zu spät, etwas für die eigene Gesundheit zu tun! Gesundheitsförderung und Prävention bieten Chancen in jedem Alter und in jeder Lebenslage. Lassen Sie sich durch unseren Ratgeber inspirieren und finden Sie Ihren ganz persönlichen Weg zu einer gesunden und aktiven Lebensweise!

Ihr

Klaus Holetschek MdL
Bayerischer Staatsminister für Gesundheit und Pflege
(bis 2023)

Mein Freiraum.
Meine Gesundheit.
IN JEDEM ALTER.

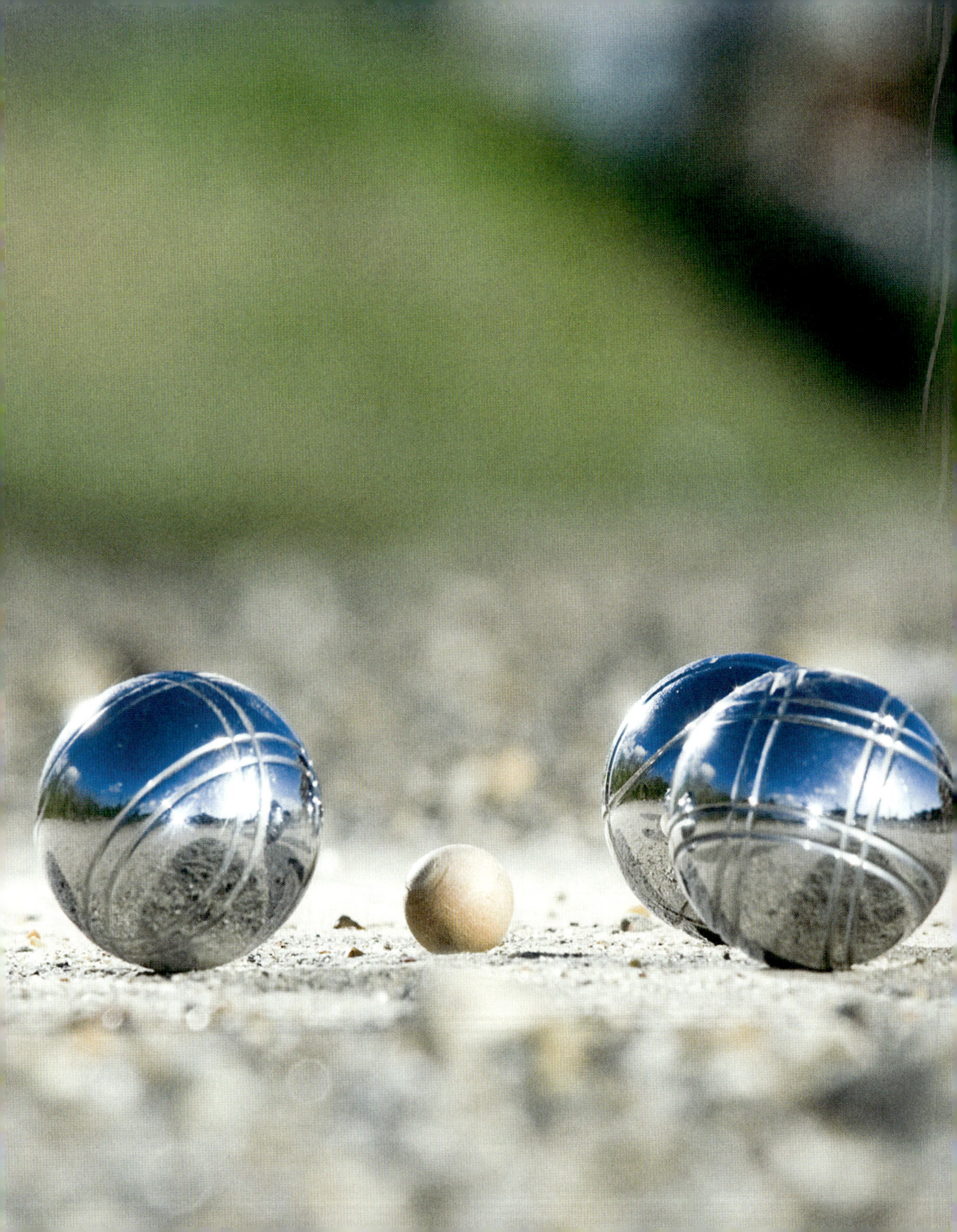

VITALITÄT DURCH BEWEGUNG

BEWEGUNG FÖRDERT NICHT NUR DAS KÖRPERLICHE, SONDERN AUCH DAS SEELISCHE WOHLBEFINDEN NACHHALTIG. SELBST WENN SIE SICH BISHER NUR WENIG BEWEGT HABEN – SIE KÖNNEN NOCH IM ALTER DAMIT ANFANGEN UND DAVON PROFITIEREN. ES IST NIE ZU SPÄT!

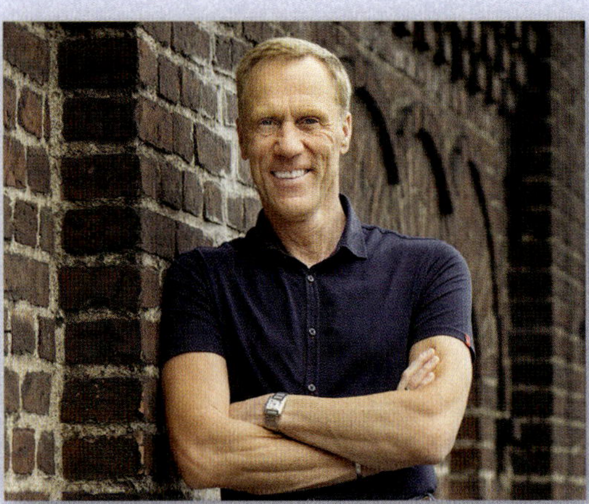

PROF. DR. INGO FROBÖSE

Universitätsprofessor für Prävention und Rehabilitation an der Deutschen Sporthochschule Köln und Leiter des dortigen Zentrums für Gesundheit durch Sport und Bewegung

---

»Wer sich keine Zeit für Bewegung nimmt, wird sich irgendwann viel Zeit für Krankheit nehmen müssen.«

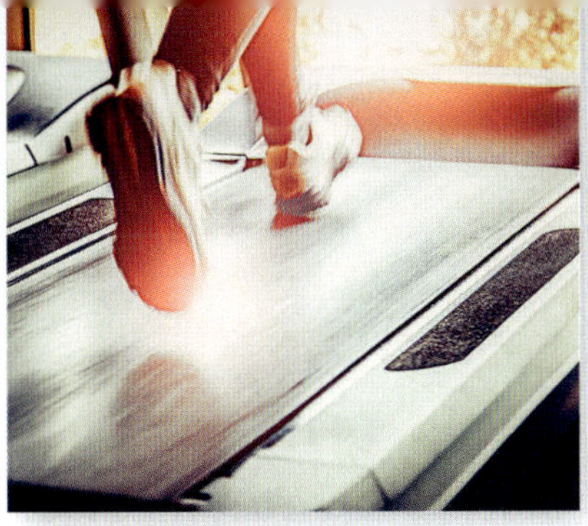

FIT BLEIBEN UND GESUND ALT WERDEN

»Mit Fünfzig geht es bergab!« Wer hat diesen Satz nicht schon häufiger gehört? Doch ist er deshalb richtig? Sicherlich kennen auch Sie Fünfzig-, Sechzig und sogar Siebzigjährige, die viel jünger aussehen, als sie tatsächlich sind, fit sind und nur so sprühen vor Energie und Elan. Blicken Sie in diese Richtung, wenn Sie sich mit Ihrem Alter beschäftigen, denn das sind Ihre positiven Vorbilder. Die können Sie motivieren, ab jetzt selbst aktiv etwas für Ihre Fitness zu tun.

Und das ist gar nicht so schwierig: Sie stellen einfach nur Ihren Lebensstil auf »fit« um. Dazu gehört neben einer passenden Ernährung, genug Beschäftigung fürs Gehirn und sozialen Kontakten (also den Themen, die meine Kollegen in den anschließenden Kapiteln behandeln) vor allem ausreichend Bewegung. Tatsächlich ist nämlich unser Organismus auf eine ausreichende Anzahl an Bewegungsreizen angewiesen:

Sie unterstützen und veranlassen zahlreiche Vorgänge im Körper. Das reicht vom Stoffwechsel bis zur Hormonausschüttung.

Wie nachhaltig und umfassend Bewegung uns in unserer körperlichen, geistigen und seelischen Gesundheit beeinflusst, zeige ich Ihnen im folgenden Kapitel. Ich bin sicher, dass Sie danach in den Genuss dieser Vorteile kommen wollen und motiviert sind, sich mehr zu bewegen. Dafür habe ich Ihnen einige Programme zusammengestellt. Daraus oder aus den empfohlenen Sportarten wählen Sie sich Ihre Aktivität aus. Selbst wenn Sie denken, Sie könnten sich gar nicht mehr bewegen: Es ist mit Sicherheit etwas für Sie dabei!

Viel Spaß!

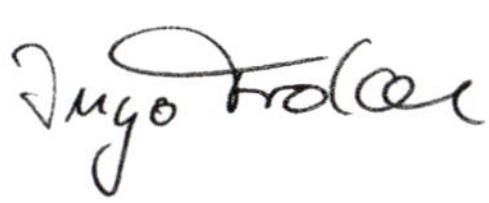

Prof. Dr. Ingo Froböse

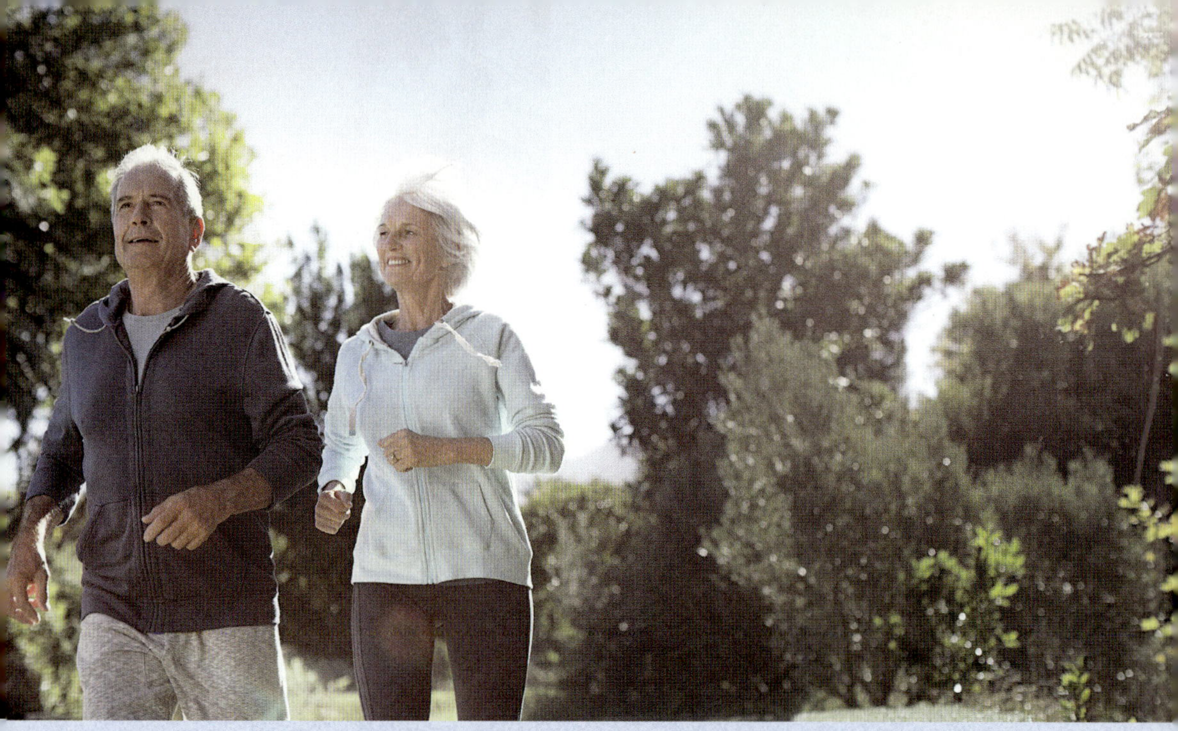

WAS SIE MIT BEWEGUNG ALLES ERREICHEN

Bewegung ist tatsächlich ein Tausendsassa, wenn es um Gesundheit und Wohlbefinden geht. Das liegt daran, dass sie ein fester Bestandteil unseres Organismus ist, ein Teil der »Urmenschen-Software«, die bis heute in uns arbeitet: Unsere Biochemie funktioniert noch genauso wie beim Neandertaler und schert sich nicht darum, dass wir Autos und Flugzeuge benutzen, um von A nach B zu kommen, und viele schlaue Maschinen, die uns schwere Arbeiten abnehmen. Wir sind immer noch als Hetzjäger gebaut und können – blicken Sie auf die Naturvölker Afrikas – ein Tier ausdauernd verfolgen. Doch in unserer industrialisierten Gesellschaft sitzen wir stattdessen bei jeder Gelegenheit und kommen nicht in den Genuss der Vorteile von Bewegung. Wir schauen auf den folgenden Seiten, was im Körper bei Bewegung passiert und wie sie uns fit hält.

Versorgung mit Nährstoffen und Sauerstoff verbessern

Das System aus Herz, Kreislauf und Lunge versorgt alle Organe und Gewebe – auch das Gehirn (▸ **siehe Seite 19**)! – mit Sauerstoff, Nährstoffen und anderen Substanzen, die wir zum Leben benötigen. Die roten Blutkörperchen dienen dazu als Transportmittel und erreichen über feinste Äderchen auch die letzten Winkel im Körper. Die Endprodukte des Stoffwechsels werden ebenfalls mit ihrer Hilfe entsorgt.
Wenn wir uns bewegen, wird das gesamte System aktiviert: Das Herz pumpt das Blut schneller durch den Körper, sodass Vitalstoffe die Zellen schneller erreichen und Schadstoffe zügiger abtransportiert werden. Wir atmen tiefer und nehmen dadurch mehr Sauerstoff auf. Sauerstoff ist unverzichtbar für fast alle Zellen und an den meisten Vorgängen im Körper beteiligt.

INFO

REGELMÄSSIGE BEWEGUNG HÄLT GESUND

Das amerikanische Gesundheitsministerium (U. S. Departement of Health and Human Services) hat 2015 eine Studie zu den Auswirkungen von Fitness veröffentlicht. Herausgekommen ist, dass regelmäßige Bewegung ...

- das Risiko für vorzeitigen Tod, für Herzkrankheiten, Schlaganfall, Bluthochdruck und das metabolische Syndrom mindert.
- sich günstig auf die Blutfette auswirkt.
- das Risiko für Diabetes mellitus Typ 2 verringert.
- Übergewicht vorbeugt.
- Gewicht zu reduzieren hilft, besonders bei gleichzeitiger Kalorienreduktion.
- das gefährliche Bauchfett verringert.
- nach Körpergewichtsreduktion das Gewicht zu halten hilft.
- die Fitness von Herz-Kreislauf-System und Muskeln verbessert.
- die Gefahr zu stürzen reduziert.
- das Risiko, an Darm- oder Brustkrebs zu erkranken, mindert.
- das Risiko, eine Depression zu erleiden, mindert.
- bei älteren Menschen die kognitive Funktion und die Aktivitäten des täglichen Lebens verbessert.
- das Risiko für Hüftgelenksbrüche sowie für Lungen- und Gebärmutterkrebs mindert.
- die Knochendichte erhöht.
- die Schlafqualität verbessert.

Wie wichtig eine gute Sauerstoffversorgung für die Konzentration und das Denken ist, wissen Sie sicherlich. Stellen Sie sich nur einen Aufenthalt in schlecht gelüfteten Räumen vor: Müdigkeit und Trägheit lassen nicht lange auf sich warten.
Beides zusammen – ausreichend Vitalstoffe und Sauerstoff – ermöglicht jeder Zelle, ihren Job optimal zu erledigen. Das wiederum ist die Grundlage für Gesundheit.

INFO

NEBENWIRKUNGEN VON BLUTDRUCKSENKERN

ACE-Hemmer wirken über das Hormonsystem und können Reizhusten, Hautausschläge und Geschmacksstörungen nach sich ziehen.
Betablocker verlangsamen den Herzschlag und können zu Atemproblemen führen.
Diuretika wirken über die Nieren auf den Blutdruck. Gerade bei älteren Menschen, die zu wenig trinken, tritt oft Mundtrockenheit, Muskelschwäche oder Verwirrtheit aufgrund von Flüssigkeitsmangel auf.
Kalzium-Antagonisten weiten die Gefäße. Hautausschläge, Herzklopfen und geschwollene Knöchel können als Nebenwirkung vorkommen.

Blutdruck senken

In den Industrienationen leidet die Hälfte der Bevölkerung über 50 Jahren an Bluthochdruck. Ein Wert von 120 / 80 mm Hg (das bedeutet 120 zu 80 Millimeter Quecksilbersäule) ist ideal. Niedrigere Werte sind ebenfalls optimal. Von Bluthochdruck (Hypertonie) spricht man ab einem Blutdruck über 140 / 90 mm Hg. Bei Werten zwischen 140 / 90 mm Hg und 159 / 99 mm Hg handelt es sich um leichte Hypertonie.
Anzeichen können Kopfschmerzen, Schwindel, Herzklopfen und Atemnot sein. Hoher Blutdruck ist als Risikofaktor für Herzinfarkt und Schlaganfall allgemein bekannt. Er wird häufig begleitet von Störungen des Fett- und Zuckerstoffwechsels, was zu Übergewicht führen kann.
Die meisten Menschen greifen zu Medikamenten, um ihren Blutdruck in den Griff zu bekommen. Damit nehmen sie aber auch Nebenwirkungen in Kauf. Ganz ohne unerwünschte Folgen geht es jedoch mit Bewegung, und zwar am effektivsten mit moderatem Ausdauersport, also beispielsweise (Nordic) Walking, Joggen, Radfahren, Inlineskaten, Schwimmen, Wandern, Skilanglaufen. Dadurch steigt der Blutdruck gerade bei Einsteigern zwar zunächst noch an, aber der Körper lernt, mit solchen Belastungen umzugehen: Die Wände der Blutgefäße bleiben oder werden wieder elastisch und der Blutdruck sinkt. Viele Menschen

können dann die Dosis ihrer Medikamente verringern oder sie sogar ganz absetzen.

- **Wichtig: 1.** Bevor Sie mit Bluthochdruck Ausdauersport betreiben, sprechen Sie mit Ihrem Arzt – und natürlich auch, wenn Sie Ihre Medikation verändern wollen.
- **2.** Gerade zu Beginn darf die sportliche Belastung nur ganz niedrig sein. Für manchen Anfänger reicht bereits ein ungewohnter Spaziergang.

Cholesterin regulieren

Besonders Ausdauersport hat auch eine hervorragende Wirkung auf den Cholesterinspiegel, denn er regt die fettspaltenden Enzyme an. Das bringt gleich zwei positive Ergebnisse mit sich:

- Die Menge des »schlechten Cholesterins« LDL (Low Density Lipoprotein), das sich an Gefäßwänden absetzt und zu Arteriosklerose führen kann, sinkt um bis zu fünf Prozent.
- Die Menge des »guten Cholesterins« HDL (High Density Lipoprotein), das LDL zur Ausscheidung aus dem Körper zur Leber transportiert, steigt um zehn Prozent.
- Auch in diesem Bereich können Sie durch Joggen und andere Ausdauersportarten eine Verminderung der Cholesterinsenker erreichen, manchmal sogar bis auf null. Nur erblich bedingte hohe Cholesterinwerte können leider nicht durch Sport beeinflusst werden.

MEIN PERSÖNLICHER TIPP

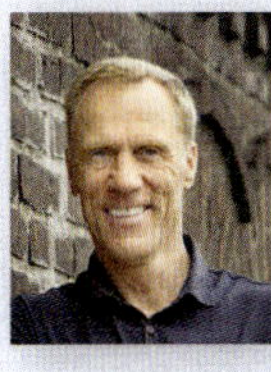

STÄRKEN SIE IHR HDL AKTIV

Es ist wissenschaftlich nachgewiesen: Mit nur 30 Minuten Ausdauersport an drei Tagen pro Woche erreichen Sie bereits einen positiven Effekt auf den Cholesterinspiegel. Noch nachhaltiger können Sie für einen idealen Spiegel des »guten Cholesterins« HDL sorgen, wenn Sie es durch die passende Ernährung mit wenig Fleisch, Wurst und Alkohol unterstützen (▸ **siehe Seite 59–105**).

Arteriosklerose vorbeugen

Wenn sich Fett (Cholesterin), Kalk und Blutgerinnsel an den Innenwänden der Blutgefäße ablagern, werden die Adern immer enger und das Blut fließt zunehmend schlechter hindurch. Durch so eine Arteriosklerose wird zum einen die Versorgung der Zellen immer schlechter und zum anderen steigt das Risiko eines Gefäßverschlusses. Die schlimmen, manchmal tödlichen Folgen können Thrombose, Herzinfarkt, Schlaganfall und Nierenversagen sein. Durch regelmäßige Bewegung bleiben die Blutgefäße elastisch und das Blut fließt besser: Die schädlichen Stoffe können sich dadurch viel schlechter festsetzen.

Diabetes Typ 2 verhindern

Die angeborene Form der »Zuckerkrankheit« heißt Diabetes Typ 1. Viel häufiger tritt heutzutage aber Diabetes Typ 2 auf. Diese Variante der Erkrankung ist ausschließlich Folge eines Lebensstils, der unsere Gesellschaft zunehmend kennzeichnet: Sie entsteht durch zu viel ungesundes, zuckerhaltiges Essen und damit einhergehendem Übergewicht bei gleichzeitigem Bewegungsmangel. Diese Kombination stört die Verarbeitung von Zuckermolekülen und den Insulinstoffwechsel so nachhaltig, dass ein Herzinfarkt oder ein Schlaganfall die Folge sein können.

Neben der richtigen Ernährung (▸ **siehe Seite 59–105**) kommt regelmäßiger Bewegung eine wichtige Rolle bei der Vorbeugung und auch bei der Behandlung von Diabetes Typ 2 zu: Ausreichende körperliche Bewegung macht die Zellen wieder sensibel für Insulin, sodass sie nach und nach den Zucker (Glukose) aus der Nahrung wieder aufnehmen und in Energie umwandeln können.

Am besten eignet sich dafür regelmäßiger Ausdauersport. So konnte für langsames Joggen nachgewiesen werden, dass sich das Diabetesrisiko dadurch um 69 Prozent senken lässt. Viele Typ-2-Diabetiker können durch regelmäßigen Ausdauersport die Menge ihrer Insulingaben und Blutzuckersenker mit der Zeit immer stärker verringern und manche können irgendwann sogar ganz darauf verzichten.

Osteoporose vorbeugen

Unsere Knochen, die das innere Gerüst unseres Körpers bilden, haben einen eigenen Stoffwechsel und können sich dadurch unterschiedlichen Belastungen anpassen: Sie bauen Knochenmasse auf, wenn sie beansprucht werden, aber auch ab, wenn sie nicht belastet werden. Osteoporose, der gefürchtete Knochenschwund, ist deswegen eine typische »Mangelerkrankung«, und zwar eines Mangels an Bewegung!

Damit bei der Erneuerung der Knochenzellen der Abbau den Aufbau nicht übersteigt, brauchen die Knochen die Belastung und den Druck durch das Körpergewicht. Nur dieser Druck veranlasst den Knochenstoffwechsel, Kalzium einzubauen und die Knochen hart und stark zu halten. Die Muskeln müssen an ihnen ziehen und gegen sie drücken. Das passiert zum Beispiel beim Gehen, Wandern, Joggen, Tanzen, Muskeltraining, Tennis, Fußball und Seilspringen. Radfahren und Schwimmen helfen, entgegen anderslautender Aussagen, nicht gegen Osteoporose, haben aber andere Qualitäten (▸ **siehe Seite 50–53**), weil das Körpergewicht zum Großteil vom Rad oder Wasser getragen wird. Das schont zwar die Gelenke, doch wird die Schwerkraft ausgeschaltet oder minimiert und damit der Knochenstoffwechsel nicht angeregt und gefördert.

Gesunde Gelenke erhalten statt unter Arthrose leiden

Die Knorpel, die unsere Gelenksknochen vor Abrieb schützen, werden nicht wie die Muskeln durch Blutgefäße direkt versorgt, sondern indirekt: Die Nährstoffe werden in ihrem Fall aus der Gelenkflüssigkeit bei jeder Bewegung in den Knorpel gedrückt. Dadurch bleibt die Knorpelschicht elastisch und kann ihre Funktion als Stoßdämpfer zwischen zwei Knochen erfüllen.
Ohne oder mit zu wenig Bewegung jedoch trocknet der Knorpel nach und nach aus. Er wird hart und spröde und nutzt sich nun stark ab, wenn die beiden Teile des Gelenks aufeinander reiben. Das Gelenk wird steifer und die Bewegungen werden zunehmend schmerzhafter. Um den Schmerz zu vermeiden, bewegen sich die Betroffenen weniger, und damit beginnt der Teufelskreis: Seltene Bewegung führt zu noch mehr Schmerzen in den betroffenen Gelenken und noch weniger Bewegung – so lange, bis die Knochen direkt aufeinander reiben: Die Arthrose ist da und sie kann nicht rückgängig gemacht werden. Mit gezielter Physiotherapie kann sie lediglich verlangsamt werden.
Vorbeugung mit Bewegung ist deswegen das Beste, das ist wissenschaftlich nachgewiesen:

MEIN PERSÖNLICHER TIPP

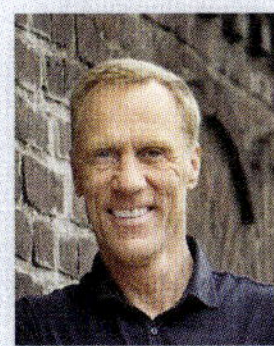

MÄSSIG, ABER REGELMÄSSIG

Geben Sie Ihren Knochen und Gelenken immer genügend Zeit, sich an die neue Belastung zu gewöhnen: Während sich das Herz-Kreislauf-System recht schnell umstellt, benötigt die Muskulatur schon deutlich länger, um sich an die neue Beanspruchung anzupassen. Die meiste Zeit brauchen Knorpel und Knochen – etwa bis zu einem halben Jahr. Steigern Sie Ihr Pensum deshalb langsam und bewegen Sie sich anfangs eher mäßig, dafür aber regelmäßig mindestens dreimal, besser fünfmal pro Woche.

Eine Studie der Stanford University von 2015 zeigte, das nur halb so viele Läufer wie Nicht-Läufer an Arthrose leiden.

Den Rücken unterstützen

Rückenschmerzen kennt fast jeder Mensch, egal wie alt er ist. In 90 Prozent der Fälle findet der Arzt keine eindeutige Ursache und die Bandscheiben sind nur zu etwa fünf Prozent die Schuldigen. Tatsächlich sind es fast

ES MUSS NICHT UNBEDINGT SPORT SEIN

Ihrem Körper ist es im Prinzip ganz egal, wie Sie ihn bewegen. Für ihn ist es wichtig, dass Sie ihn abwechslungsreich einsetzen.

BEWEGUNG IM ALLTAG

Manche Menschen haben mit Sport einfach nichts am Hut. Falls Sie dazugehören: Vergessen Sie den Sport! Sport soll Spaß machen und kein Zwang sein. Für Sie ist es umso wichtiger, auf genügend Bewegung im Alltag zu achten.

IMMER DIE TREPPE NEHMEN

Sie wohnen im vierten Stock? Ignorieren Sie ab heute den Aufzug und nehmen Sie die Treppe! Überhaupt: Benutzen Sie so oft es geht Schusters Rappen.

FAHRRAD STATT AUTO

Fahren Sie auf Kurzstecken ab sofort nur noch Fahrrad. Das bringt extra Fitness und erhöht Ihren Kalorienverbrauch und Sie tun ganz nebenbei etwas für Ihre Gesundheit.

SO OFT ES GEHT AUFSTEHEN

Unterbrechen Sie Schreibtischtätigkeiten, indem Sie öfter aufstehen und umhergehen, etwa beim Telefonieren. Vielleicht können Sie einen Teil Ihrer Arbeit an einem Stehpult verrichten. Nutzen Sie Ihre Mittagspause für einen Spaziergang. Recken, strecken und bücken Sie sich beim Sitzen zwischendurch immer wieder und wechseln Sie häufig Ihre Sitzposition. Stehen Sie auf, stehen und gehen Sie, kurz: Bauen Sie möglichst viele kleine Bewegungseinheiten in Ihren Alltag ein.

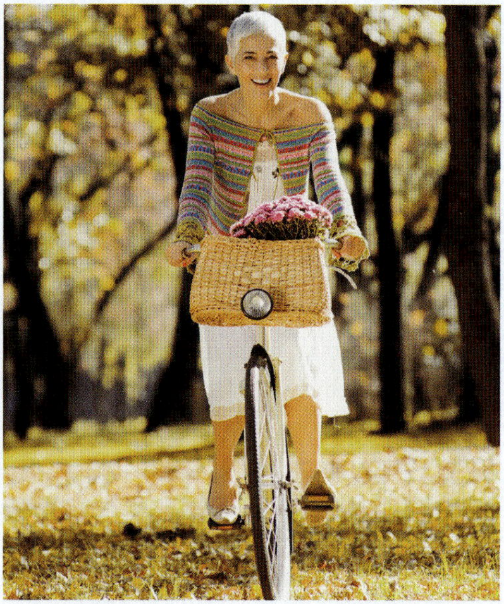

Wenn Sie möglichst oft das Fahrrad nehmen, haben Sie schon viel für Ihre Fitness getan.

immer die Muskeln und ihre Hüllen, die Faszien, die verspannen oder verkleben und dadurch Schmerzen auslösen. Sie vertragen es einfach nicht, wenn wir stundenlang sitzen. Damit sie locker und elastisch bleiben, brauchen sie abwechslungsreiche Bewegung, denn nur dann werden sie gut über unser Blut mit Sauerstoff versorgt.

Das Immunsystem stärken

Unsere körpereigene Abwehr ist ein komplexes System aus sehr spezialisierten Zellen, Botenstoffen und Organen. Sie ist nicht nur in der Lage, eingedrungene Krankheitserreger wie Bakterien, Viren und Pilze zu erkennen und abzutöten, sondern auch Krebszellen, die im Körper selbst entstanden sind. Regelmäßige Bewegung regt vor allem durch das Plus an Sauerstoff das Immunsystem an und macht es auf Dauer um bis zu 50 Prozent leistungsfähiger. Das bedeutet konkret, dass sich Antikörper rascher bilden und dass mehr weiße Blutkörperchen und Killerzellen aktiviert werden. Gleichzeitig sind diese Zellen leistungsstärker. Dadurch kann sich der Organismus viel schneller und effektiver gegen Krankheitserreger wehren.

INFO

BEWEGUNG UND KREBS

Ärzte und Wissenschaftler sind sich einig: Wer regelmäßig körperlich aktiv ist, beugt sehr wirksam einigen Krebserkrankungen vor. Studien wiesen nach, dass das Risiko für Darmkrebs um etwa 40 Prozent sinkt. Auch die Gefahr, nach der Menopause an Brustkrebs zu erkranken, verringert sich deutlich. Man vermutet, dass Ähnliches für Prostata-, Lungen- und Eierstockkrebs gilt. Über alle anderen Krebsarten liegen noch keine aussagekräftigen Studien vor.

Bewegung unterstützt aber auch Menschen, die bereits an Krebs erkrankt sind. Riet man früher während der Krebstherapie zur Schonung, ist heute das Gegenteil der Fall: Bewegung hilft, die Folgen der Krankheit selbst und ihrer Behandlung abzuschwächen. Sie wirkt gegen Erschöpfungszustände, Bewegungseinschränkungen sowie Ängste und Depressionen. Sie bringt Krebspatienten ein positives Gefühl für ihren Körper zurück – ein wichtiger Aspekt für die Genesung. Welche Aktivitäten in welcher Häufigkeit und Intensität geeignet sind, hängt von der individuellen Situation ab. Fragen Sie dazu Ihren Arzt.

WICHTIG

ÜBERFORDERN SIE SICH NICHT! Anderenfalls erreichen Sie das Gegenteil: Ihr Körper gerät in Stress, schüttet Kortisol aus, und das fährt Ihr Immunsystem runter. Krankheitserreger nutzen dieses »offene Fenster«, und eine Infektion breitet sich aus. Dieses Phänomen nennt man auch Open-Window-Effekt.

Besonders wirksam für die körpereigene Abwehr sind Outdoor-Aktivitäten, weil auch das Wetter und das gute Gefühl, draußen zu sein, förderlich wirken. Außerdem profitiert das Immunsystem auch vom Stressabbau, der mit der Bewegung einhergeht, denn bei Stress fährt das Immunsystem runter.

Mehr Schwung für den Darm

Regelmäßige Bewegung wirkt sich auch positiv auf die Verdauung aus: Wenn man körperlich aktiv ist, sich bückt und streckt und sich die Muskeln zusammenziehen und wieder entspannen, werden die inneren Organe sanft massiert. Das tut Magen und Darm wohl und regt sie zur Arbeit an. Besonders die Muskulatur des Darms profitiert davon. Verstopfung ist deshalb für bewegungsfreudige Menschen meist ein Fremdwort.

Mehr Entspannung, weniger Stress

Das gute Gefühl nach körperlichen Aktivitäten kennt jeder. Egal, ob Sie gegärtnert haben oder wandern waren: Anschließend fühlen Sie sich auf angenehme Weise erschöpft. Sie haben etwas geleistet und dabei sind Sorgen in den Hintergrund gerückt und nun gar nicht mehr so schlimm. Körperliche und psychische Abläufe verzahnen sich gerade bei Stress ganz eng.
Zu Beginn der Stressreaktion werden die Hormone Kortisol und Adrenalin ausgeschüttet. Sie wirken anregend, spannen uns innerlich an und können nur durch Bewegung abgebaut werden. (Andernfalls bleiben sie im Körper und sorgen dort längerfristig für Spannung.) Gleichzeitig schüttet der Organismus bei Aktivität auch stressvermindernde Hormone aus, wie Serotonin, Dopamin und Melatonin. Deswegen ist ein Abendspaziergang so wirkungsvoll.

Bewegung macht glücklich

Etwas körperlich geleistet zu haben, tut auch der Psyche gut: Sie erleben, dass Sie schaffen, was Sie sich vorgenommen haben. Das macht zufrieden und stolz. Wenn Sie gemeinsam mit anderen aktiv waren, tut allen Beteiligten auch das Gemeinschaftsgefühl gut. Fragen Sie also ruhig Freunde und Bekannte, ob sie mit Ihnen spazieren gehen oder Sport machen wollen.

Der Depression davonlaufen

Bewegung hat viele positive Effekte auf Geist und Seele. Besonders gut untersucht ist die Wirkung von Ausdauersport auf depressive Menschen: Die Antriebsarmut lässt deutlich nach, das Gefühl, wieder Energie zu haben, und der eigenen Leistungsfähigkeit sowie das Interesse an der Umwelt steigen.

Die Leistungsfähigkeit des Gehirns erhalten und fördern

Bei körperlicher Aktivität – und dafür reicht bereits ein 20-minütiger Spaziergang! – steigt die Durchblutung des Gehirns um bis zu 30 Prozent an! Am Anfang des Kapitels habe ich bereits kurz erwähnt, dass das Gehirn ganz besonders von dieser verstärkten Durchblutung profitiert, und zwar auf dreifache Weise:

- Es erhält mehr Sauerstoff. Das ist immens wichtig, denn das Gehirn verbraucht ein Fünftel des Sauerstoffs, den wir einatmen.
- Es bekommt mehr Nährstoffe. Auch die kann es gut brauchen, denn es verarbeitet ein Viertel des gesamten Blutzuckers.
- Die Neurotransmitter, die alle Signale des Gehirns ans Nervensystem weiterleiten, erreichen mithilfe des Transportmittels Blut schneller ihren Bestimmungsort. Daher ist man bei ausreichender Sauerstoffversorgung aufmerksamer, kann sich besser konzentrieren und schneller reagieren.

Bewegung wirkt aber nicht nur über die Durchblutung positiv auf unsere Gehirnleistung. Sie verstärkt die Ausschüttung des Kreativitätshormons ACTH und vor allem: Sie bewirkt im Gehirn die Bildung neuer Nervenzellen und Synapsen, also der Kontakte zwischen den Nervenzellen, und festigt diese Umbaumaßnahmen!
Forscher der Universität Bochum konnten nachweisen, dass durch körperliche Bewegung sogar die graue Substanz des Gehirns (Kortex) wächst. Sie besteht aus eng vernetzten Zellkörpern, die für unsere Entscheidungen und unser Gedächtnis zuständig sind. Genügend graue Zellen und geistige Fitness sind für ein selbstbestimmtes Leben unverzichtbar – egal ob in jungen Jahren oder im hohen Alter. Sie sehen, dass ein geistiger Abbau mit zunehmenden Jahren nicht sein muss und dass Sie selbst viel dagegen tun können (▸ **siehe Seite 107–155**).

INFO

DEMENZ VORBEUGEN

Eine US-amerikanische Studie konnte nachweisen, dass vor allem Ausdauersport hervorragend gegen Demenz wirkt. Studienteilnehmer, die dreimal wöchentlich Sport trieben, erkrankten um 38 Prozent seltener an Demenz oder Alzheimer als Bewegungsmuffel!

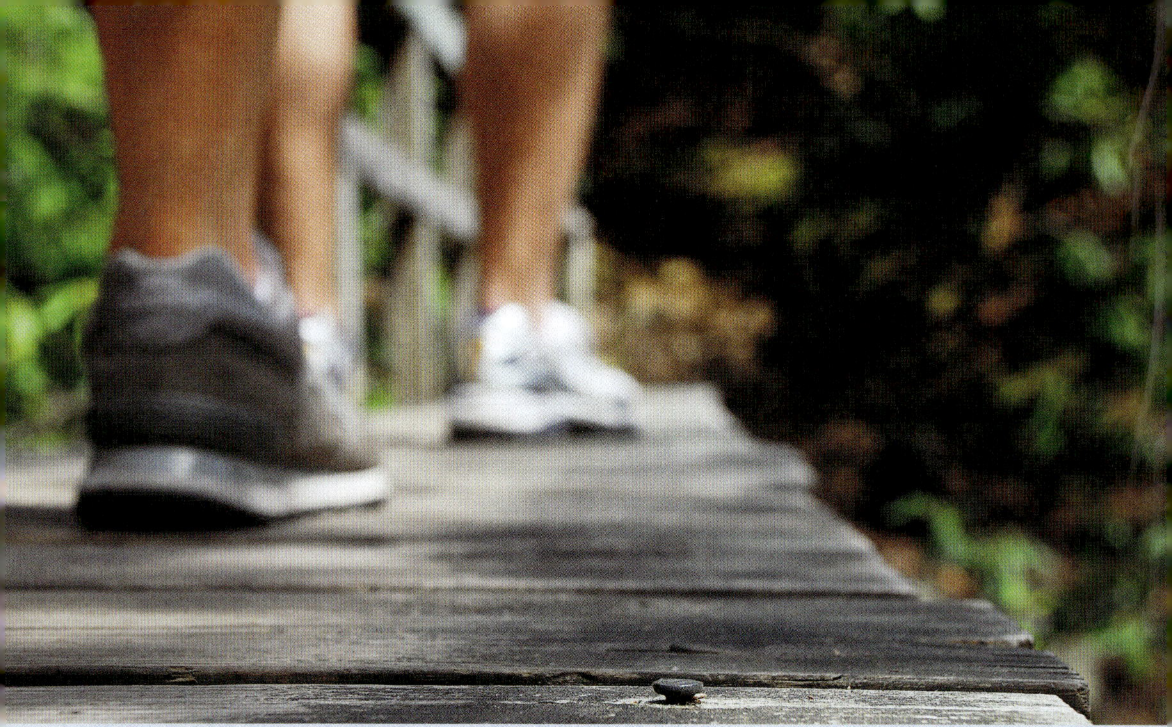

WERDEN SIE AKTIV – ES IST GANZ EINFACH!

Sie haben auf den vorangegangenen Seiten erfahren, wie wichtig Bewegung für ein fittes Alter und damit für das gesunde Altern ist. Es wird also Zeit, sich mit diesem theoretischen Hintergrundwissen der Praxis zuzuwenden. Also runter vom Sofa und rein in die Turnschuhe! Sie werden sofort spüren, dass Ihnen köperliche Anstrengung guttut. Mithilfe verschiedener Tests zu Ausdauer, Beweglichkeit, Kraft und Koordination (▸ **siehe Seite 24–29**) werden Sie herausfinden, wie fit Sie augenblicklich sind. Auf dieser Grundlage wählen Sie dann eines meiner Bewegungsprogramme aus (▸ **siehe Seite 30 ff**) oder Sie beginnen mit einer Sportart, die Sie interessiert und die zu Ihrer aktuellen Form passt. Tipps dafür finden Sie ab Seite 46. Sie haben also reichlich Auswahl, um etwas zu finden, was Ihnen Spaß macht. Ausreden gelten nicht mehr!

Die Top 5 für Ihre Fitness – und für Ihre Lebensqualität

Warum Bewegung so wichtig für ein selbstbestimmtes Alter ist, verstehen Sie, wenn Sie mit mir einen genaueren Blick auf die einzelnen »Zutaten« werfen: Ausdauer, Kraft, Beweglichkeit, Koordination und Schnelligkeit. Das sind die Top 5, die gemeinsam einen ganz wesentlichen Beitrag zu Ihrer Lebensqualität im Alter liefern.
Diese fünf motorischen Grundfähigkeiten spielen bei unseren Bewegungen und vor allem bei den einzelnen Sportarten eine unterschiedlich große Rolle und sie sind auch keineswegs gleich auf uns Menschen verteilt. Sie hängen nämlich auch von der Verteilung der Muskelfasertypen im Körper ab: Der eine hat mehr rote Fasern (Slow-Twitch-Fasern) und ist dadurch gut bei ausdauernden Belastungen, der andere dagegen mit einem Plus an weißen Fast-Twitch-Fasern ist für schnellkräftige Sportarten prädestiniert. Für eine gute Rundum-Kondition ist es nötig, dass man auch seine körperlichen Schwächen fördert. Das hilft Ihnen enorm bei den Anforderungen des Alltags weiter.

Ausdauer

Wie lange halten Sie bei einem Spaziergang durch, ohne zu ermüden? Oder bei der Hausarbeit? Oder beim Spielen mit den Enkelkindern? Wer eine gute körperliche Ausdauer hat, schafft das lange und wird nicht so schnell müde. Damit können Sie also insgesamt aktiver sein und deswegen lohnt es sich, die Ausdauer, genauer die Grundlagenausdauer, gezielt zu trainieren. Dabei wird Ihr Organismus belastbarer, weil das Herz-Kreislauf-System und der Stoffwechsel effektiver arbeiten. Die Mitochondrien, die Minikraftwerke der Zellen, lernen dabei nicht nur, die Nahrung besser zu verarbeiten, sondern sie vermehren sich auch mit der Zeit. So werden mehr Kalorien verbraucht, die Ihr Körper sonst an Hüften und Bauch gespeichert hätte.

Kraft

Krafttraining hat nichts mit Bodybuilding zu tun und schon gar nicht, wenn wir die Kraft bei zunehmendem Alter betrachten. Tatsächlich geht es darum, alle Bewegungen im Alltag und in der Freizeit weiterhin oder (wieder) problemlos durchführen zu können. Das reicht vom längeren Stehen an der Bushaltestelle über das Tragen von vollen

TIPP

BEVOR SIE LOSLEGEN

Wenn Sie sich bisher kaum bewegt haben, ist ein Arztbesuch ratsam. Besprechen Sie, ob es etwas gibt, das gegen Bewegung spricht oder gegen bestimmte Sportarten.

WICHTIG

IMMER LEICHT AUFWÄRMEN!

Vor jeder körperlichen Anstrengung macht man sich warm, um den ungeübten Organismus langsam an die kommende Belastung zu gewöhnen:

- Lockern Sie die Arme durch Schulterkreisen und einfaches Pendeln mit den Armen.
- Mobilisieren Sie Kopf und Rumpf, indem Sie den Rumpf zu jeder Seite neigen, die Hüften nach links sowie nach rechts schieben und sie kreisen lassen.
- Aktivieren Sie Ihre Beine durch einfaches Kreisen der Fußgelenke, Marschieren auf der Stelle und lockeres Ausschütteln.

Einkaufstüten bis zum Hin-und-Herräumen von Dingen im Haushalt. Wenn Sie mit solchen und ähnlichen alltäglichen Anforderungen Schwierigkeiten haben, sollten Sie sich um die Kräftigung Ihrer Muskulatur kümmern. Zum Glück lässt sich die Muskelkraft auch im hohen Alter gut trainieren und wieder deutlich steigern.

Außerdem schützen funktionierende Muskeln vor Stürzen und den Folgen eines Sturzes: Kräftige Muskeln puffern die Folgen für die Knochen und Organe ab.

Beweglichkeit

Können Sie eine heruntergefallene Euromünze problemlos vom Boden aufheben? Klappt beim Autofahren der Schulterblick nach den Radfahrern noch einwandfrei? Können Sie sich zu hoch im Regal stehenden Büchern weit nach oben strecken? Für all das ist Beweglichkeit in Muskeln und Gelenken nötig. Unsere Gelenke haben einen bestimmten, von der Natur vorgegebenen Bewegungsspielraum. Wir können ihn aber oft – unabhängig vom Alter – nicht oder nur unter Schmerzen ausschöpfen, weil durch mangelnde Bewegung die Muskeln verkümmert, verspannt, die Faszien verklebt oder die Sehnen spröde sind.

Mit Dehnübungen kommt diese Flexibilität aber nach und nach zurück und Sie erhalten sich Ihre Mobilität im Alter, denn Sie müssen keine Angst mehr haben, dass jede plötzliche Bewegung extrem schmerzt. Das macht auch innerlich frei.

Koordination

Stolpern Sie öfters, können sich jedoch noch abfangen und einen Sturz verhindern? Beim Stolpern hat die Koordination ganz unterschiedlicher Fähigkeiten versagt: Gleichgewicht, Reaktion, Orientierung, Einschätzung und Bewertung der Situation sind nur einige davon. Sie sorgen für ein mehr oder weniger gutes Zusammenspiel von Nerven und Muskeln. Bei guter Koordination sind Ihre Bewegungen fließend und der Situation angemessen: Sie setzen Ihre Schritte kürzer oder länger und kommen gar nicht erst ins Stolpern. Falls Sie doch straucheln, können Sie sich noch irgendwo festhalten und einen Sturz verhindern. Durch die korrekte und bewusste Ausführung von Bewegungen – nicht nur bei sportlichen Übungen – können Sie Ihre Koordination schulen. Sport und entsprechendes Training, das Gehirn und Körper immer wieder neue Anreize liefert, ungewohnte Bewegungsabläufe zu üben, fördern die Koordination nachhaltig.

Schnelligkeit

Schaffen Sie es, eine fallendes Glas noch im letzten Augenblick aufzufangen? Greifen Sie schnell genug nach dem Treppengeländer, wenn Sie ins Rutschen kommen? Können Sie blitzschnell auf die Bremse treten, wenn unverhofft ein Kind auf die Straße läuft? Auch in solchen Situationen ist die gerade beschriebene Koordination von Muskeln und Nerven unverzichtbar, sie bringt aber nur etwas, wenn sie blitzschnell vonstattengeht. Mit Sportarten wie Fußball oder Tennis trainieren Sie das ganz nebenbei.

Muskeln kennen kein Alter

Ausdauer, Kraft, Beweglichkeit, Koordination und Schnelligkeit – diese für ein vitales Leben so wichtigen Eigenschaften betreffen allesamt unsere Muskulatur. Ging man früher davon aus, dass Muskelabbau zwangsläufig mit dem Altern einhergeht, wissen wir es heute besser: Es ist inzwischen vielfach wissenschaftlich nachgewiesen, dass sich Muskeln bis ins extrem hohe Alter trainieren lassen. Auch müssen ältere Sportler Ihre Muskeln beim Training keineswegs schonen, sondern sollten sie sogar voll belasten – genau wie bei jungen Menschen! In mehreren wissenschaftlichen Studien wurde nachgewiesen, dass über 90-Jährige nach einigen Monaten regelmäßigen Krafttrainings ihr Leben wieder ohne tägliche Betreuung führen konnten: Sie waren wieder in der Lage, ihre Wohnungen zu verlassen, einzukaufen und am sozialen Leben teilzunehmen.
Da Muskelzellen ständig repariert und erneuert werden, sind selbst die ältesten Zellen, die wir in den Muskeln haben, nur etwa 15 Jahre alt. Muskeln sind also ständig in der Pubertät und können und müssen daher sogar täglich gefordert werden. Bewegung ist das einzige und beste Pflegeprogramm für unsere Muskeln. Muskeln bleiben ein Leben lang leistungsfähig und stoffwechselaktiv, wenn sie genutzt werden.

Ohne Muskelarbeit keine Myokine

Erst seit einigen Jahren wissen wir, dass Muskeln, während sie arbeiten, Botenstoffe ausschütten: die Myokine. Sie setzen wie Hormone im Körper bestimmte Prozesse in Gang und sind sehr stark mitverantwortlich dafür, dass Bewegung so viele positive Effekte auf die Gesundheit hat.

TEST: WIE FIT SIND SIE?

Machen Sie eine Bestandsaufnahme Ihrer Ausdauer, Beweglichkeit, Kraft und Koordination. Das sind die vier Schlüsselelemente für körperliche Vitalität.

Der folgende Test ist ganz einfach durchzuführen. Bestimmt macht es Ihnen Spaß, Ihre Fitness einmal genau unter die Lupe zu nehmen. Sie werden vermutlich feststellen, dass Sie in manchen Bereichen ganz gut sind und in anderen gar nicht. Das ist ganz normal, denn jeder Mensch hat in puncto Bewegung seine Stärken und Schwächen. Meist tendiert man dann dazu, das, was man gut kann, häufiger oder intensiver zu betreiben, denn Erfolgserlebnisse machen einfach mehr Spaß.

NICHT NUR DIE SCHOKOLADENSEITEN

Nach dem Test wird sich etwas ändern: Sie werden nicht mehr nur Ihre Stärken, sondern auch gezielt Ihre Schwächen trainieren. Immer angepasst an Ihre persönliche Kondition und Lebenssituation. Auch wenn Ihnen die Förderung Ihrer Schwachpunkte gerade am Anfang etwas Mühe bereitet: Es ist eine Mühe, die sich lohnt! Außerdem werden Sie schnell Fortschritte bemerken, und die werden Sie anspornen. Schließlich geht es nicht um Bewegung und Sport als Selbstzweck: Es geht um Ihr aktives und selbstbestimmtes Leben, Ihr Leben, so weit wie möglich ohne fremde Hilfe, um Ihr vitales Älterwerden mit Spaß!

WIEDERHOLEN SIE DEN TEST IN REGELMÄSSIGEN ABSTÄNDEN

Der umfassende Test, der Ausdauer, Beweglichkeit, Kraft und Koordination prüft, eignet sich auch wunderbar, um Ihre Fortschritte zu dokumentieren, nachdem Sie sich für mehr Bewegung entschieden haben. Führen Sie ihn alle zwei Monate durch, um sich selbst zu überprüfen. Vergleichen Sie die Ergebnisse und passen Sie Ihr Bewegungsprogramm entsprechend an.

TIPP

BEQUEME KLEIDUNG

Ziehen Sie für den Test bequeme, idealerweise elastische Kleidung an, die Sie nicht einengt. Absolvieren Sie ihn barfuß oder in Sportschuhen.

1. AUSDAUER

DAS BRAUCHEN SIE

Ermitteln Sie Ihren Ruhepuls: Tasten Sie ihn mit den drei mittleren Fingern am inneren Handgelenk unterhalb des Daumens, zählen Sie ihn 15 Sekunden lang und nehmen Sie den Wert mal vier. (Messen Sie am besten morgens vor dem Aufstehen oder tagsüber nach einer längeren Ruhepause.)

SO FÜHREN SIE DEN TEST DURCH

- Stellen Sie sich vor eine Stufe. Steigen Sie mit einem Bein drei Minuten lang auf und ab. Dabei sind Auf- und Abstieg jeweils ein Schritt. Nach 90 Minuten Sekunden wechseln Sie das aufsteigende Bein.
- Messen Sie unmittelbar nach dieser Belastung 15 Sekunden lang Ihren Puls – das ist Ihr Belastungspuls – und nehmen Sie diesen Wert mal vier.
- Berechnen Sie nun Ihren Wert, indem Sie von diesem Belastungspuls den Ruhepuls abziehen: Das ist ihr Ergebnis. Belastungspuls – Ruhepuls = Ihr Wert

________ – ______ = ______

AUSWERTUNG

Männer	Frauen	Bewertung
› 55	› 60	schwach trainiert
45–55	55–60	durchschnittlich
‹ 45	› 55	gut trainiert

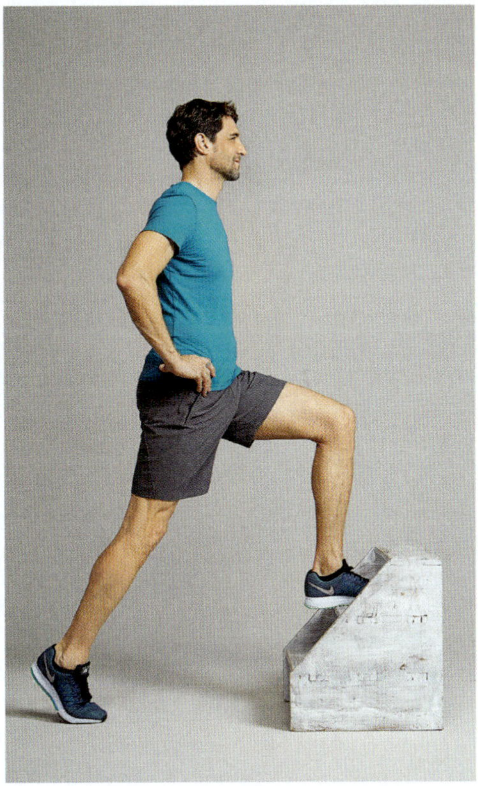

Wer Treppe steigt, statt die Rolltreppen oder den Lift zu nehmen, tut bereits im Alltag viel für seine Ausdauer.

2. BEWEGLICHKEIT DER KÖRPERRÜCKSEITE

DAS BRAUCHEN SIE

Sie brauchen einen Zollstock.

SO FÜHREN SIE DEN TEST DURCH

- Stehen Sie aufrecht, die Beine geschlossen und die Knie gestreckt. Stellen Sie den Zollstock mit dem Null-Ende senkrecht auf den Boden.
- Beugen Sie sich so weit wie möglich nach vorne, schauen Sie zu Boden und versuchen Sie, diesen mit den Fingerspitzen zu berühren. Gleiten Sie dabei mit der Hand, die den Zollstock hält, in Richtung Boden. Nun können Sie den Abstand zwischen dem Boden und Ihren Fingerspitzen leicht am Zollstock ablesen.
- Atmen Sie gleichmäßig und rollen Sie abschließend langsam wieder hoch.

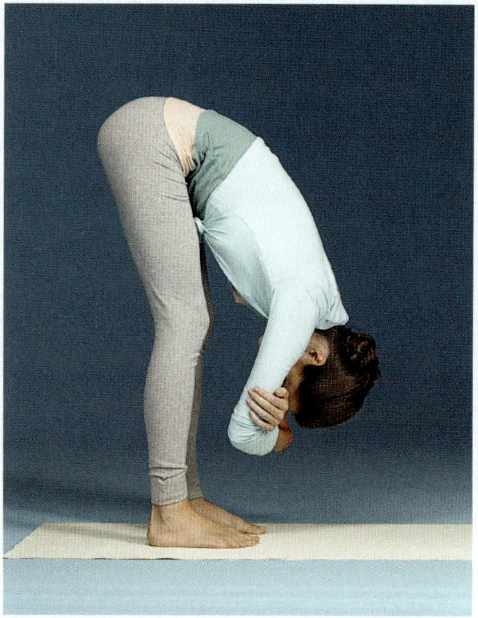

Die gute Beweglichkeit der Wirbelsäule ist das A und O für eine gute Lebensqualität bis ins hohe Alter.

WIE WEIT KOMMEN SIE?

- **Stufe A:** Sie berühren mit der Hand oder mit den Fingern den Boden.
- **Stufe B:** Der Abstand zum Boden beträgt 5 bis 10 Zentimeter.
- **Stufe C:** Der Abstand zum Boden beträgt 10 bis 20 Zentimeter.
- **Stufe D:** Der Abstand zum Boden beträgt 20 bis 30 Zentimeter.
- **Stufe E:** Der Abstand zum Boden beträgt mehr als 30 Zentimeter.

AUSWERTUNG

Männer	Frauen	Bewertung
D, E	D, E	schwach trainiert
D, C	D, C	durchschnittlich
A, B	A, B	gut trainiert

3. BAUCHMUSKELN

DAS BRAUCHEN SIE

Einen 50 Zentimeter hohen Bücherstapel oder einen anderen Gegenstand mit dieser Höhe, zum Beispiel einen Hocker.

SO FÜHREN SIE DEN TEST DURCH

- Legen Sie sich mit aufgestellten Füßen vor den Bücherstapel oder beispielsweise den Hocker. Legen Sie die Hände locker auf die Knie und rollen Sie den Oberkörper so weit auf, dass Sie den obersten Buchtitel lesen oder die Sitzfläche des Hockers sehen können.
- **Wichtig:** Stützen Sie sich währen der gesamten Übung zu keiner Zeit mit Ihren Armen auf. Ihre Lendenwirbelsäule bleibt auf dem Boden liegen.
- Zählen Sie die Sekunden: Wie lange schaffen Sie es, diese Position bei gleichmäßiger Atmung zu halten?

AUSWERTUNG

Männer	Frauen	Bewertung
‹ 12 Sek.	‹ 10 Sek.	schwach trainiert
12–15 Sek.	10–13 Sek.	durchschnittlich
› 15 Sek.	› 13 Sek.	gut trainiert

4. BEINMUSKULATUR

DAS BRAUCHEN SIE

Einen stabilen Stuhl mit vier Beinen.

SO FÜHREN SIE DEN TEST DURCH

- Setzen Sie sich auf die vordere Stuhlkante. Ihr Füße sind schulterbreit geöffnet und stehen parallel zueinander. Der Winkel zwischen Ober- und Unterschenkeln beträgt jeweils etwa 90 Grad. Halten Sie den Rücken ganz gerade und stehen Sie nun ohne Schwung auf.
- **Wichtig:** Falls Sie Probleme mit dem Gleichgewicht haben sollten, können Sie sich mit einer Hand an einem Tisch festhalten. Stützen Sie sich aber beim Hochkommen keinesfalls ab.
- Zählen Sie mit: Wie oft schaffen Sie es innerhalb von 30 Sekunden, ohne Schwung aufzustehen?

AUSWERTUNG

Männer	Frauen	Bewertung
‹ 19 Wdh.	‹ 15 Wdh.	schwach trainiert
19–21 Wdh.	15–17 Wdh.	durchschnittlich
› 22 Wdh.	› 18 Wdh.	gut trainiert

5. KOORDINATION

DAS BRAUCHEN SIE

Einen rutschfesten Untergrund und einen Tisch, einen Stuhl oder eine Wand, die sie eventuell stützen können.

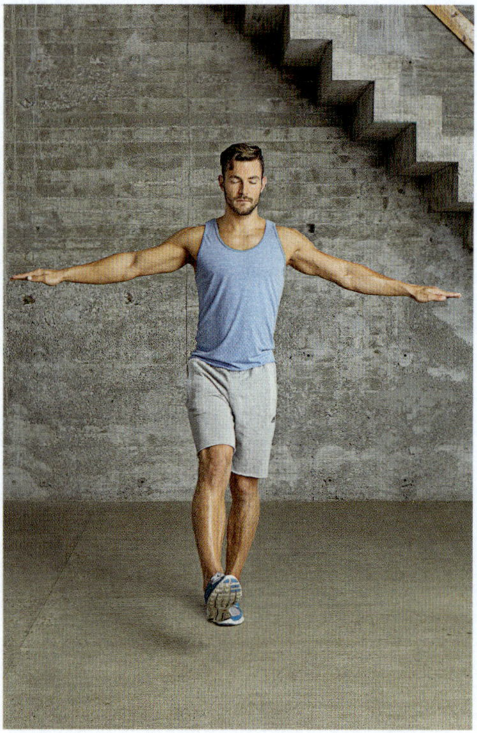

Wenn Sie auf einem Bein stehend und mit geschlossenen Augen nicht ins Schwanken kommen, dann verfügen Sie über eine sehr gute Koordination.

SO FÜHREN SIE DEN TEST DURCH

- Stellen Sie sich nun auf ein Bein: zuerst auf das Bein, auf dem Sie sich sicherer fühlen. Der Körper soll dabei aufgerichtet sein. Der Fuß des anderen Beins ist leicht nach vorne angehoben. Mit den Armen können Sie sich ausbalancieren.
- Lassen Sie zunächst die Augen geöffnet und schauen Sie geradeaus (nicht auf den Boden). Wenn Sie sich's zutrauen, können Sie die Übung auch mit geschlossenen Augen probieren. Wenn auch das klappt, versuchen Sie es auf den Zehen.
- **Stufe A:** beidbeiniger Stand mit geschlossenen Augen über 10 Sekunden.
- **Stufe B:** einbeiniger Stand mit offenen Augen über 10 Sekunden.
- **Stufe C:** einbeiniger Stand mit geschlossenen Augen über 10 Sekunden.
- **Stufe D:** einbeiniger Zehenstand mit offenen Augen über 10 Sekunden.
- **Stufe E:** einbeiniger Zehenstand mit geschlossenen Augen über 10 Sekunden.

AUSWERTUNG

Männer	Frauen	Bewertung
A	A	schwach trainiert
B	B	durchschnittlich
C, D, E	C, D, E	gut trainiert

GESAMTAUSWERTUNG

Tragen Sie Ihre Ergebnisse aus den Tests in die Tabelle ein (für jedes »schwach trainier« gibt es 1 Punkt, für jedes »durchschnittlich« 2 Punkte und für jedes »gut trainiert« 3 Punkte) und addieren Sie diese, um Ihr Fitnessniveau zu ermitteln.

AUSWERTUNG

Test	schwach	durchschnittlich	gut
1			
2			
3			
4			
5			

BIS 9 PUNKTE: BEWEGUNGSMUFFEL

Sie sind leider nicht besonders fit und sollten dringend etwas tun, um Ihre Fitness zu verbessern. Die Zeit ist reif, dass Sie aktiv werden und gezielt etwas für Ihre Vitalität und Ihre Gesundheit unternehmen. Übrigens: Schon nach sehr kurzer Zeit werden Sie eine erste positive Wirkung spüren, denn gerade im unteren Bereich sind die Fortschritte enorm!

9 BIS 11 PUNKTE: FREIZEITSPORTLER

Ihre Fitness liegt im Normalbereich. Das ist eine gute Basis, um schon bald auf ein Niveau mit optimaler Vitalität zu gelangen. Achten Sie auf eine harmonische Entwicklung von Ausdauer, Kraft und Beweglichkeit. Suchen Sie Aktivitäten, die Ihnen Spaß machen, dann fällt es Ihnen leichter, sich mehr zu fordern.

ÜBER 12 PUNKTE: ATHLET

Ihre Fitness ist überdurchschnittlich. Sie sind ein Athlet und lieben es, aktiv zu sein. Erhalten Sie sich Ihre Leistungsfähigkeit und bauen Sie diese gegebenenfalls sogar weiter aus. Wichtig ist dabei, dass Sie sich vielseitig fordern und auch mal neue Dinge ausprobieren. Pausen nicht vergessen.

INFO

UNTERSCHIEDLICHE WERTUNGEN FÜR MÄNNER UND FRAUEN?

Vielleicht wundern Sie sich, dass Männer bei allen Tests immer ein bisschen mehr leisten müssen als Frauen. Das ist der gerechte Ausgleich dafür, dass sie weniger Muskeln haben als Männer.

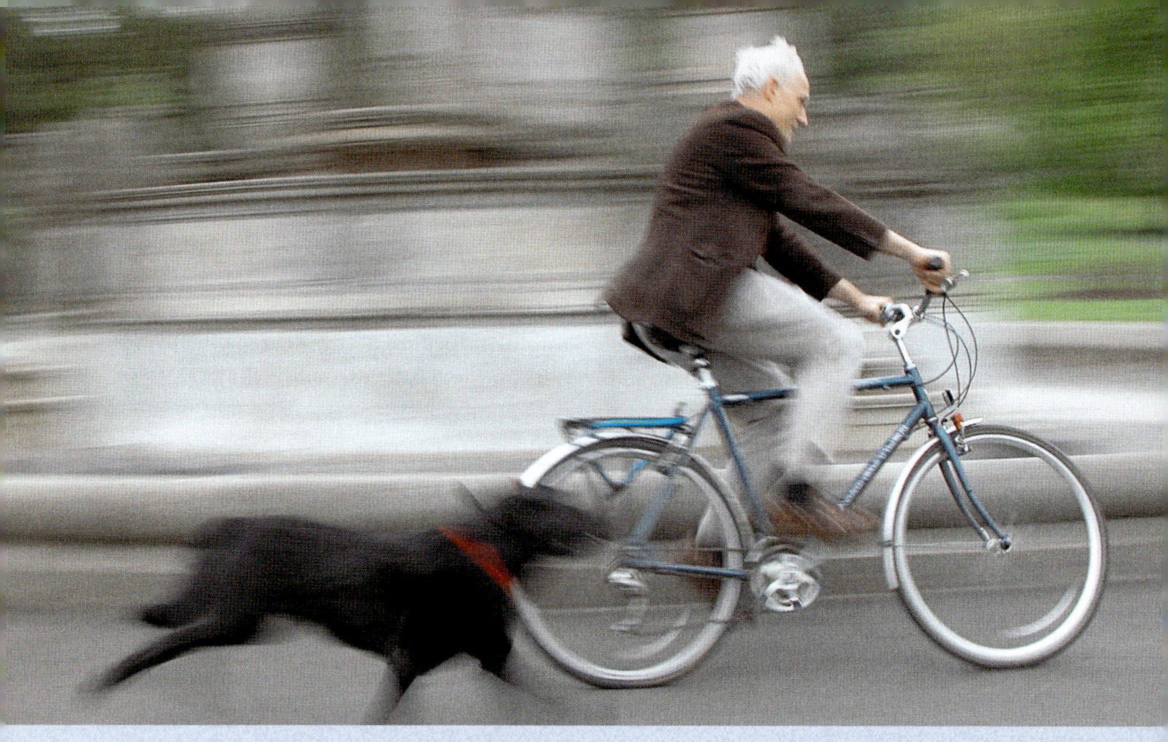

FITNESSÜBUNGEN FÜR EINSTEIGER

Auf den folgenden Seiten finden Sie ein ausgewogenes Übungsprogramm für alle, die nach längerer Sportabstinenz wieder einsteigen wollen. Die Übungen sind aber durchaus auch für Menschen geeignet, die seit Ihrer Schulzeit keinen Sport mehr gemacht haben. Fangen Sie einfach an. Ganz langsam, und steigern Sie sich allmählich. Die Zeiten, in denen Sie es sich mit Ihrem inneren Schweinehund auf dem Sofa gemütlich gemacht haben, sind jetzt vorbei. Wenn Sie sich von Anfang an mit Spaß und Freude sportlich bewegen und sich nicht überfordern, werden Sie ganz schnell Erfolge sehen.

Es ist nie zu spät

Wenn Sie glauben, dass es ab einem bestimmten Alter keinen Zweck mehr hat, mit Fitness oder Sport zu beginnen, dann sind

Sie auf dem Holzweg. Sie können in jedem Alter damit anfangen!
Wichtig ist, dass Sie sich nicht überfordern und mit Spaß an die Sache herangehen. Die folgenden Programme sind für ältere Anfänger ebenso geeignet wie für Menschen, die lange keinen Sport mehr gemacht haben. Ich verspreche Ihnen, dass Sie Ihre Erfolge vom ersten Tag an genießen werden.

Ausdauertraining light

Wie Sie ganz langsam mit dem Ausdauertraining beginnen können, ohne sich zu überfordern, erfahren Sie auf Seite 32. Keine Sorge: Sie müssen nicht gleich Marathon laufen. Wir beginnen mit ganz normalem Spazierengehen. Aber wenn Sie nun schon mal bequeme Joggingschuhe anhaben, können Sie zwischendurch auch einen Zahn zulegen und eine Walkingeinheit dazwischenschieben. Und sobald Ihre Fitness es zulässt, werden Sie ganz von selbst noch schneller laufen wollen. Wetten?!

Yoga für Späteinsteiger

Auch die Yogaübungen sind für Menschen geeignet, die sich schon länger nicht mehr sportlich betätigt haben (▸ **siehe Seite 33–37**). Die vorgestellten Yogaübungen fordern auf sanfte, schonende Art alle Muskelgruppen und bewegen alle Gelenke. Machen Sie sie am besten jeden Tag, und Sie werden merken, wie Sie langsam, aber sicher beweglicher und kräftiger werden.

Pilates für Späteinsteiger

Pilates ist ein kontrolliertes und sehr effektives Training, das sich positiv auf Körper, Geist und Seele auswirkt. Unabhängig von Alter und Gesundheit kann jeder Mensch mit Pilates beginnen. Bei regelmäßigem Training stellen sich schnell Erfolge ein. Für die Übungen in diesem Buch brauchen Sie einen stabilen Stuhl mit vier Beinen (▸ **siehe Seite 38–41**). Pilates, das einen besonderen Fokus auf die Bewegungsqualität legt, ist geradezu perfekt für Menschen geeignet, die mit den typischen altersbedingten Zipperlein wie Rücken-, Schulter-, Knie- und Hüftproblemen konfrontiert sind.

Ihr kleines Kraftprogramm

Alle Kraftübungen in diesem Buch sind für Anfänger jeden Alters geeignet (▸ **siehe Seite 42–45**). Sie brauchen dazu weder Gewichte noch Maschinen. Besonders Frauen haben häufig Angst, dass Sie an den falschen Stellen dicke Muskeln bekommen könnten. Das wird nicht passieren! Allerdings werden Sie sich durch das Training gestärkt fühlen und an Selbstbewusstsein zunehmen.
Übrigens ist die Reihenfolge der Trainingsprogramme kein Zufall: Mit dem Ausdauertraining können Sie sofort beginnen. Wer seit langer Zeit zum ersten Mal wieder Sport macht, sollte zunächst mit den Yogaübungen starten. Mit zunehmender Fitness können Sie sich dann an Pilates und später ans Krafttraining wagen.

AUSDAUERTRAINING LIGHT

Gewöhnen Sie Ihren Organismus langsam an die Bewegung. Eine Überlastung ist schlecht – auch für die Motivation. Starten Sie daher mit Gehen und Walken.

Intervalltraining

Zu Beginn kann es (fast) gar nicht »zu langsam« sein! Ihr Tempo ist genau richtig, wenn Sie sich ein wenig unterfordert fühlen. Wählen Sie eine schöne Strecke aus, die Ihnen gefällt und die auch bei schlechterem Wetter nicht zu matschig ist. Dort trainieren Sie drei- bis viermal pro Woche.

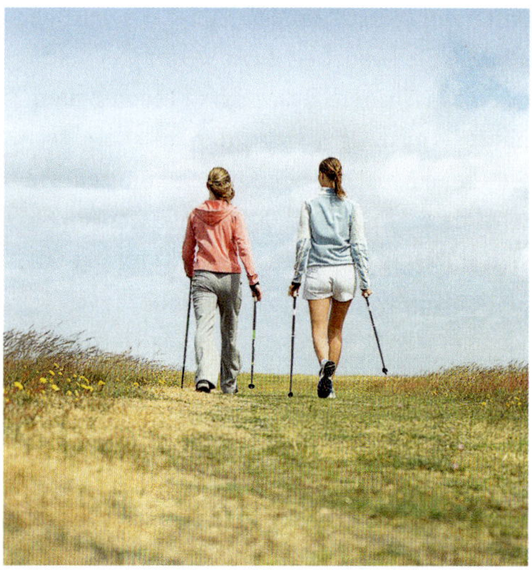

Zu zweit oder in der Gruppe macht das Ausdauertraining gleich doppelt Spaß.

GEHEN

- **Woche 1 bis 6:** Beginnen Sie mit 30 Minuten: zwei Minuten Gehen, danach fünf Minuten Walken, zwei Minuten Gehen und so weiter, bis die 30 Minuten rum sind. Gehen Sie noch so lange, bis sich Ihr Puls normalisiert hat.
- **Woche 7 bis 12:** Sie verlängern Ihre Strecke auf 45 Minuten. Ihre Gehzeit bleibt zwei Minuten lang, aber Sie walken jetzt immer zehn Minuten.
- **Woche 12:** Sie sind nun 60 Minuten unterwegs. Dabei gehen Sie fünf Minuten und walken zügig 20 Minuten.

WALKING

- **Woche 13 bis 20:** Ohne Pause 45 Minuten walken. Wer aus der Puste kommt, schaltet einen Gang zurück zu Woche 12.
- **Woche 21 bis 25:** Ohne Pause 60 Minuten walken, ohne aus der Puste zu kommen.
- **Ab Woche 26:** Jetzt sollten Sie so fit sein, dass Sie mit dem Joggen beginnen können. Dazu starten Sie wieder bei Woche 1 bis 6, ersetzen aber das Gehen durch Walken und das Walking durch Laufen.

YOGA FÜR SPÄTEINSTEIGER

Mit diesen Übungen im Sitzen ist Yoga ganz leicht. Alle Übungen finden Sie im GU-Ratgeber »Yoga für Späteinsteiger« von Willem Wittstamm (mit DVD).

AUSGANGSPOSITION

- 1 Setzen Sie sich so auf einen Stuhl, dass Sie nach hinten noch zwei Handbreit Platz haben. Der Rücken ist aufgerichtet, die Füße stehen hüftbreit geöffnet nebeneinander auf dem Boden.
- Falls Ihre Beine zu kurz sind, legen Sie sich ein Kissen unter Ihre Fußsohlen. Die Ober- und Unterschenkel sollten im stabilen Sitz einen rechten Winkel bilden.
- Atmen Sie nun ruhig und gleichmäßig.

HOHE KNIE

- 2 Atmen Sie ein, richten Sie sich dabei auf und ziehen Sie das linke Knie an die Brust, so weit es geht.
- Der Rücken bleibt gerade und der Blick ist nach vorn gerichtet.
- Mit dem Ausatmen lassen Sie das Bein herunter, setzen es ab und beugen Ihren Oberkörper zum linken Knie.
- Wiederholen Sie den Ablauf mit dem anderen Bein.

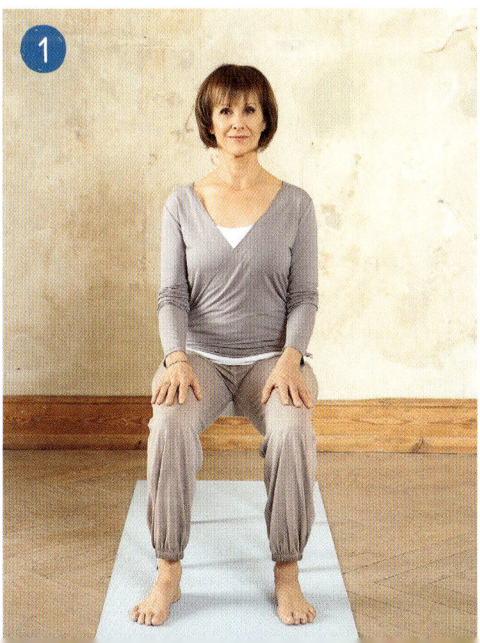

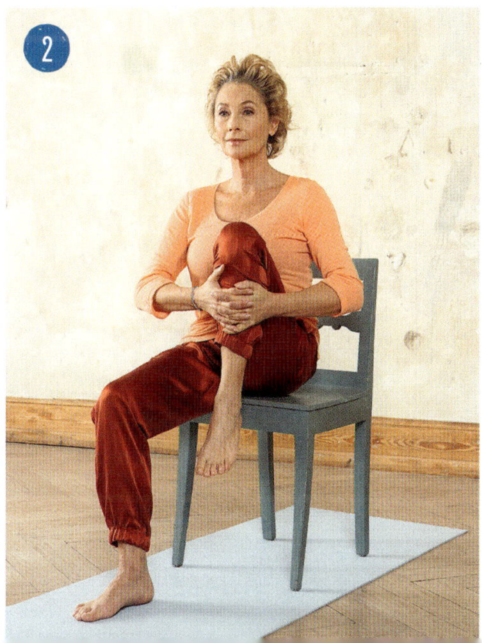

BRUSTÖFFNUNG

- Strecken Sie beim Einatmen aus dem aufrechten Sitz beide Arme nach oben.
- (1) Richten Sie den Blick hoch zur Decke und beugen Sie sich dabei ein wenig zurück, sodass Sie eine leichte Dehnung im Brustkorb spüren.
- Atmen Sie in dieser Position 3-mal aus und wieder ein.
- Beugen Sie sich dann beim Ausatmen ganz nach vorn, bis Ihr Oberkörper auf den Oberschenkeln liegt.
- Atmen Sie 3-mal ein und aus, bevor Sie die Übung nach oben wiederholen.

SEITNEIGUNG

- Heben Sie mit der Einatmung Ihren linken Arm über die Seite und dann weiter bis über den Kopf an.
- (2) Blicken Sie in Ihre Hand und neigen Sie sich ein wenig nach rechts, sodass Ihre ganze linke Seite gedehnt wird.
- Beim Ausatmen führen Sie den Arm langsam in die Ausgangsposition zurück.
- Wiederholen Sie diesen Bewegungsablauf anschließend mit Ihrem rechten Arm.
- Wenn Ihnen die Dehnung guttut, wiederholen Sie sie noch einige Male. Achten Sie auf eine aufrechte Haltung.

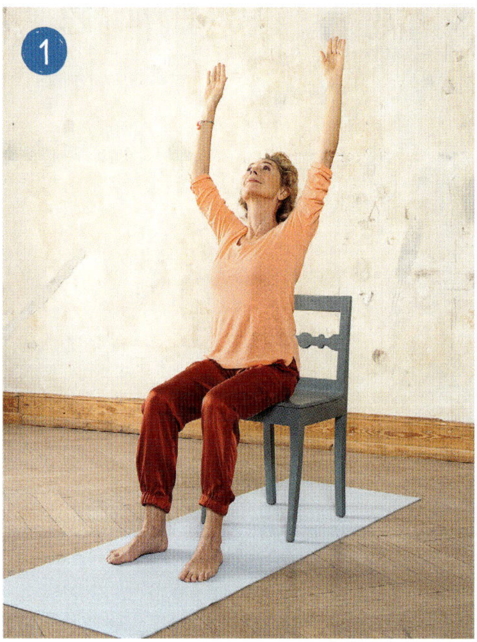

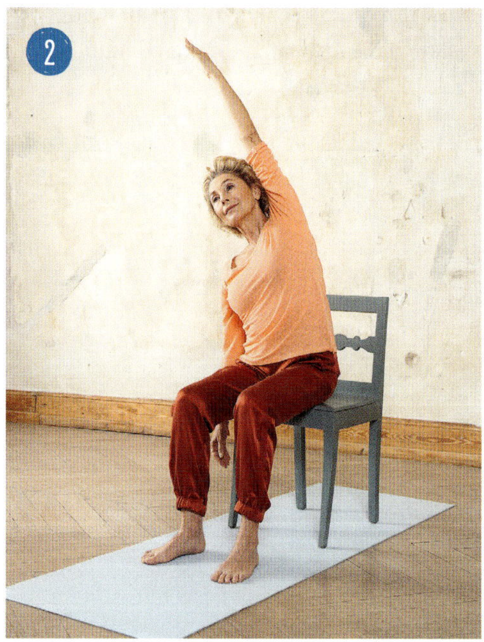

ROTATION

- 3 Heben Sie beim Einatmen den linken Arm auf Schulterhöhe und führen Sie ihn dann nach hinten. Dabei soll sich der Oberkörper in der Senkrechten drehen, die Wirbelsäule bleibt also gerade. Ihr Blick folgt der Hand an Ihrem ausgestreckten Arm.
- Mit der Ausatmung kommen Sie zurück in die Ausgangsposition. Wieder bleibt die Wirbelsäule gerade aufgerichtet.
- Wiederholen Sie die Yogaübung jetzt zur anderen Seite und gerne so lange, wie Ihnen die Rotation guttut.

GERADE BEINE

- Halten Sie sich mit den Armen an der Stuhllehne oder an den hinteren Stuhlbeinen fest.
- 4 Atmen Sie ein und strecken Sie dabei Ihr rechtes Bein gerade nach vorn aus.
- Beim Ausatmen stellen Sie Ihr Bein wieder auf dem Boden ab.
- Wiederholen Sie diesen Bewegungsablauf nun mit dem linken Bein.
- Variation: Wenn das gut klappt, halten Sie jedes Bein für einige Atemzüge in der Luft oder heben Sie beide Beine gleichzeitig an – ebenfalls für mehrere Atemzüge.

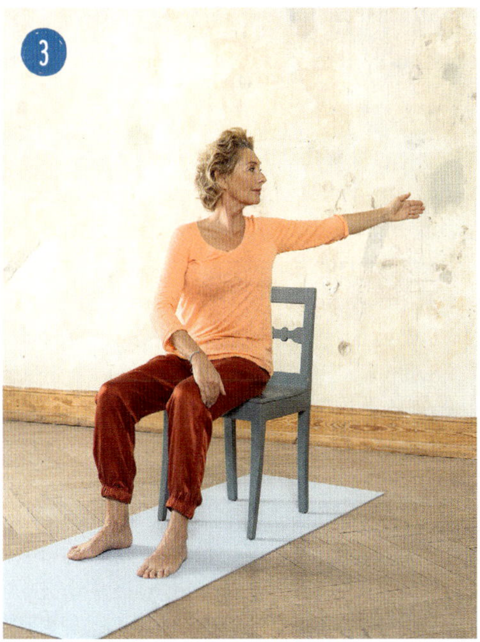

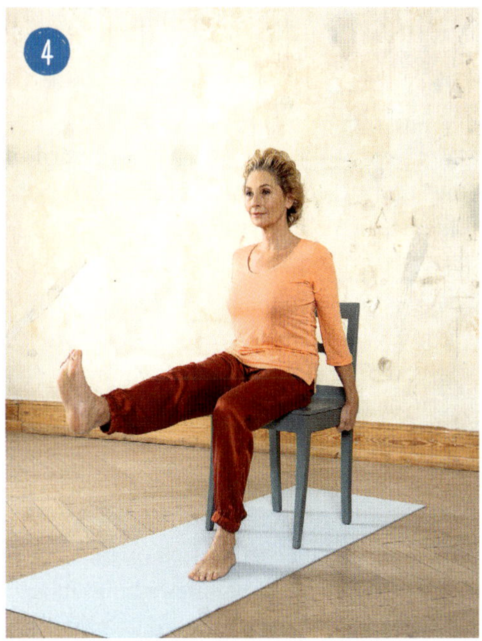

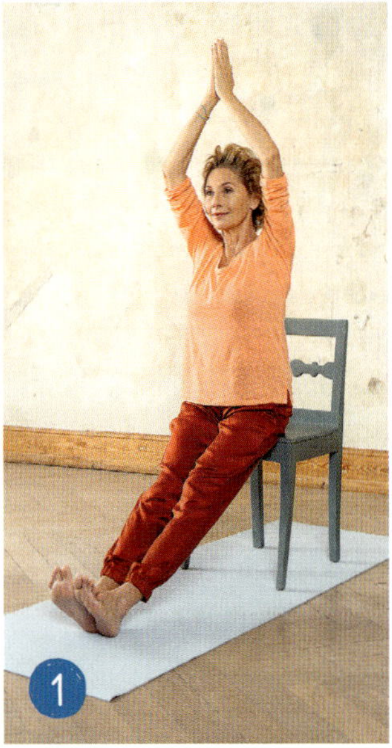

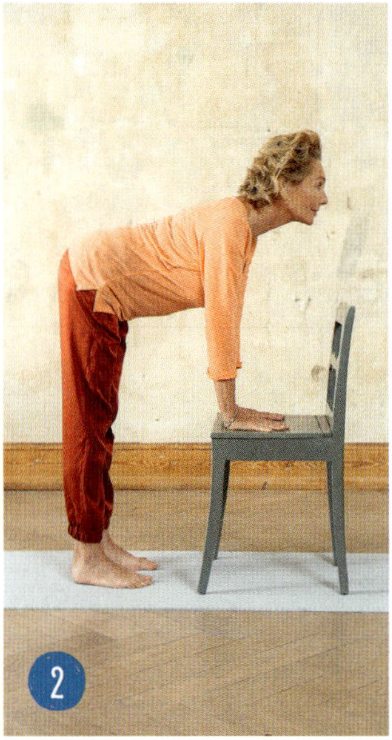

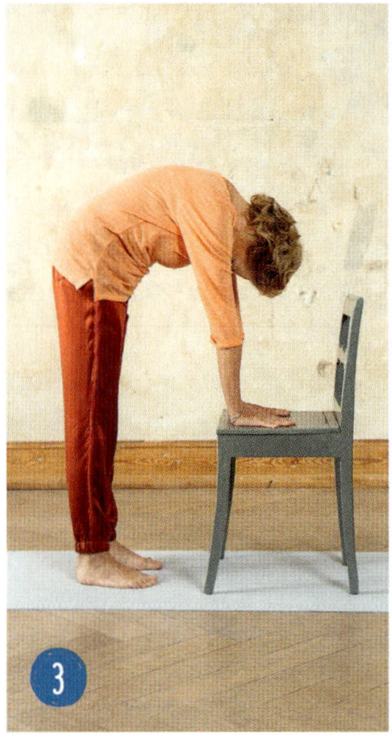

STRECKUNG

- Strecken Sie die Beine gerade nach vorn aus und stellen Sie nur die Fersen auf.
- (1) Heben Sie mit der Einatmung die Arme gestreckt nach oben und legen Sie die Handflächen über Ihrem Kopf wie zum Gebet aneinander.
- Strecken Sie sich mit der Ausatmung, so weit, wie es geht, nach oben.
- Senken Sie die Arme – Handflächen weiterhin aufeinander – beim Einatmen langsam vor die Brust und strecken Sie sie beim Ausatmen wieder nach oben.
- Wiederholen Sie diesen Bewegungsablauf noch 6- bis 10-mal.

KATZE – KUH

- Stellen Sie sich mit etwa einer Fußlänge Abstand vor einen Stuhl und legen Sie Ihre Hände flach auf die Sitzfläche. Die Beine bleiben gerade.
- (2) Atmen Sie ein und biegen Sie Ihren Rücken langsam nach unten durch. Sie dürfen ein Hohlkreuz machen, doch überstrecken Sie dabei Ihren Hals nicht.
- (3) Beim Ausatmen wölben Sie Ihren Rücken langsam zu einem Katzenbuckel – so hoch wie möglich.
- Wiederholen Sie diese Übung noch 6- bis 10-mal oder so oft, wie Sie mögen, und genießen Sie den Bewegungsablauf.

BOOT

- Stellen Sie sich vor den Stuhl und legen Sie die linke Hand auf die Sitzfläche.
- Stecken Sie nun Ihren rechten Arm nach vorn und das linke Bein nach hinten aus.
- 4 Halten Sie diese Position für zwei Atemzüge und stabilisieren Sie sich.
- 5 Schwingen Sie dann mit der Einatmung den Arm noch etwas höher und das Bein tiefer.
- Beim Ausatmen machen Sie es umgekehrt. Arm, Oberkörper und Bein bilden also etwa eine Linie und schwingen hin und her wie ein Boot auf den Wellen.
- Zum Abschluss ziehen Sie Ihre ausgestreckten Gliedmaßen richtig genüsslich lang nach außen.
- Lösen Sie die Spannung, stützen Sie sich mit der zweiten Hand auf dem Stuhl ab, setzen Sie Ihr Bein ab und richten Sie sich wieder auf.
- Atmen Sie durch, schütteln Sie die Handgelenke aus und wiederholen Sie alles mit dem anderen Arm und dem anderen Bein.

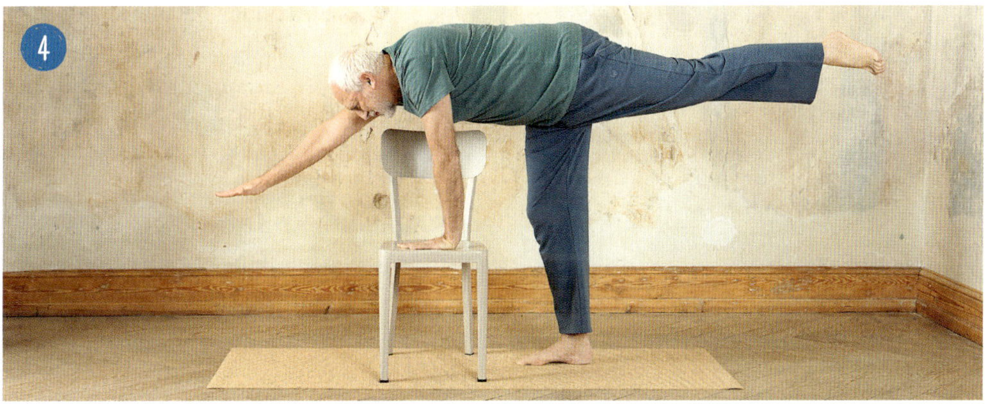

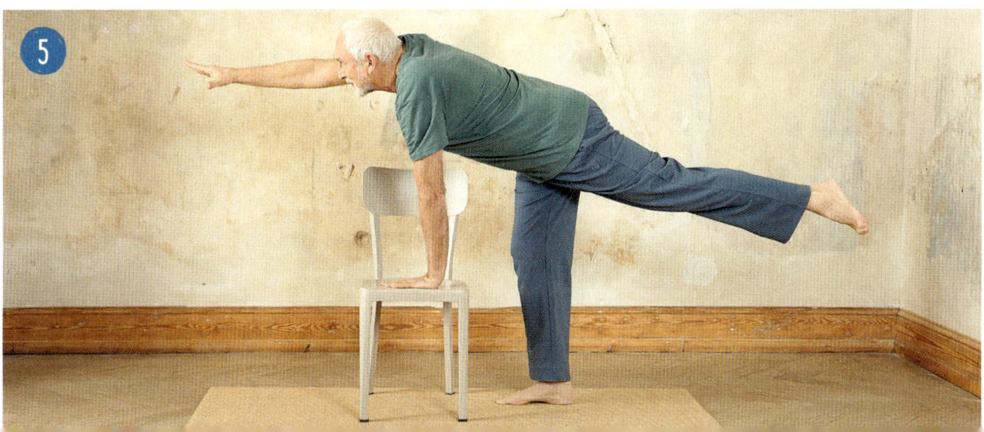

PILATES FÜR SPÄTEINSTEIGER

Alle folgenden Pilatesübungen stammen aus dem GU-Ratgeber »Pilates für Späteinsteiger« von Michaela Bimbi-Dresp (mit DVD).

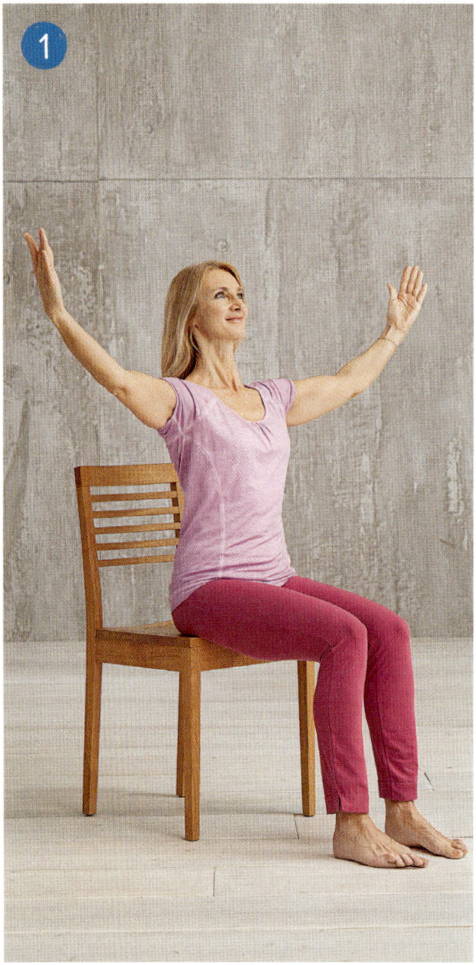

ARMKREISE

Die Armkreise fördern die Beweglichkeit der Schultergelenke, stabilisieren den Rumpf und kräftigen die tiefe Rückenmuskulatur.

- Sie sitzen gerade auf der vorderen Stuhlkante. Die Beine sind hüftbreit geöffnet. Dic Armc hängen seitlich herab.
- 1 Mit der Einatmung heben Sie beide Arme nach vorn bis über den Kopf und kreisen mit der Ausatmung die Arme über die Seite zurück nach unten.
- Kreisen Sie in jeder Richtung 6- bis 8-mal.

GERADER BAUCHSTRAFFER

Kräftigt die Bauch- und Rückenmuskulatur und mobilisiert die Wirbelsäule.

- Sie sitzen mit hüftbreiten Beinen auf der vorderen Stuhlkante und verschränken die Hände hinter dem Kopf. Die Ellbogen zeigen zur Seite. Atmen Sie ein und strecken Sie sich dabei zur Decke.
- 2 Mit dem Ausatmen rollen Sie sich Wirbel für Wirbel nach vorne und ziehen gleichzeitig ein Knie in Richtung Kopf.
- Beim Einatmen rollen Sie sich Wirbel für Wirbel wieder hoch und stellen den Fuß wieder auf.

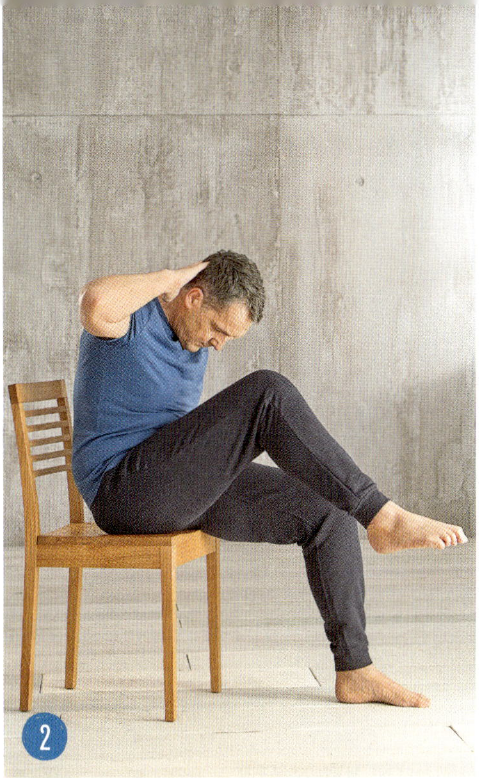

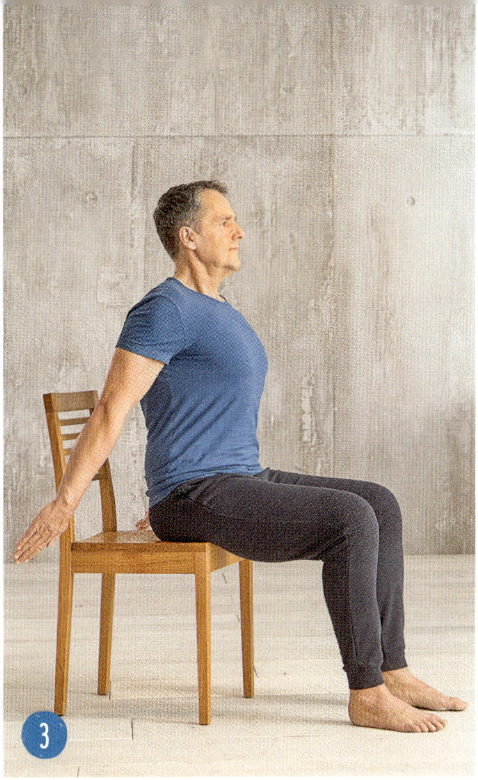

- Wiederholen Sie den Bewegungsablauf nun auch mit dem anderen Bein. Achten Sie dabei auf eine gleichmäßige Atmung.
- Machen Sie die Übung zu jeder Seite 6- bis 8-mal.

HUNDERT

Kräftigt die Rumpf- und Oberarmmuskulatur und kurbelt ganz nebenbei auch den Kreislauf an.

- Sie sitzen gerade und aufrecht auf der vorderen Stuhlkante. Ihre Beine sind hüftbreit geöffnet. Ihre Arme hängen seitlich neben Ihrem Körper herab.
- Ziehen Sie die Schulterblätter zueinander, drehen Sie die Handflächen nach hinten und spannen Sie die Arme etwas hinter dem Körper an.
- 3 Atmen Sie ein und pumpen Sie gleichzeitig 5-mal kurz und kräftig nach hinten.
- Atmen Sie aus und pumpen Sie dabei wiederum 5-mal kurz und kräftig mit den Armen nach hinten.
- Machen Sie das jeweils noch 9-mal, sodass Sie auf 100 kurze, schnelle Armbewegungen kommen.
- Der Rumpf bleibt während der gesamten Übung komplett ruhig und gerade.

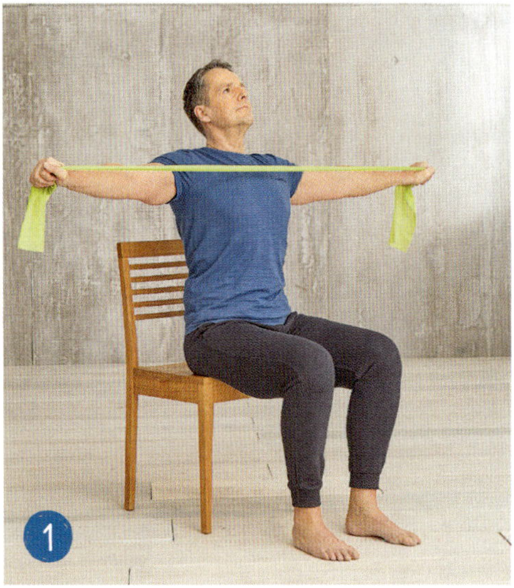

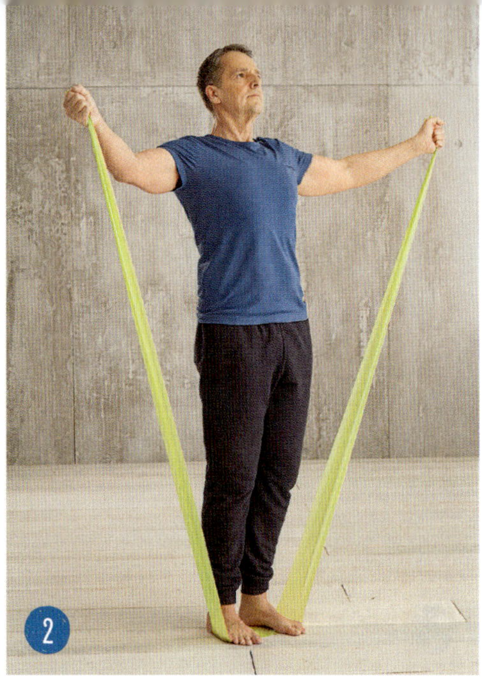

RÜCKENÖFFNER

Kräftigt die obere Rückenmuskulatur, mobilisiert die obere Wirbelsäule und beugt einem Rundrücken vor.

- Sie sitzen gerade auf der vorderen Stuhlkante. Die Beine sind hüftbreit geöffnet. Halten Sie ein Theraband in beiden Händen und auf Schulterhöhe.
- 1 Atmen Sie ein und ziehen Sie mit der Ausatmung beide Hände zu den Seiten, sodass sich das Band strafft. Heben Sie dabei die Brust und den Blick etwas an.
- Beim Ausatmen kommen Sie langsam in die Ausgangsposition zurück. Lassen Sie das Band nicht zusammenschnalzen, sondern arbeiten Sie auch in diese Richtung.
- Machen Sie die Übung 6- bis 8-mal.

BRUSTSCHWIMMER

Kräftigt die Arm- und Schultermuskulatur und richtet die Wirbelsäule auf.

- Sie stehen hüftbreit mit beiden Füßen auf der Mitte des Therabands, dessen Enden Sie mit den Händen neben dem Körper festhalten.
- 2 Mit der Einatmung heben Sie Ihre Arme seitlich auf Schulterhöhe. Gleichzeitig heben Sie Ihr Brustbein etwas an. Das ist eine stolze Haltung.
- Beim Ausatmen senken Sie die Arme wieder langsam und kontrolliert ab. Ihr Rücken wird wieder gerade.
- Wiederholen Sie diese Übung 10- bis 12-mal. Atmen Sie dabei ganz regelmäßig ein und wieder aus.

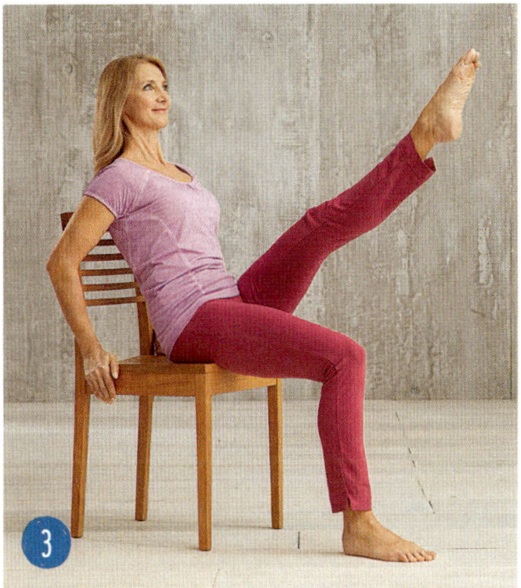

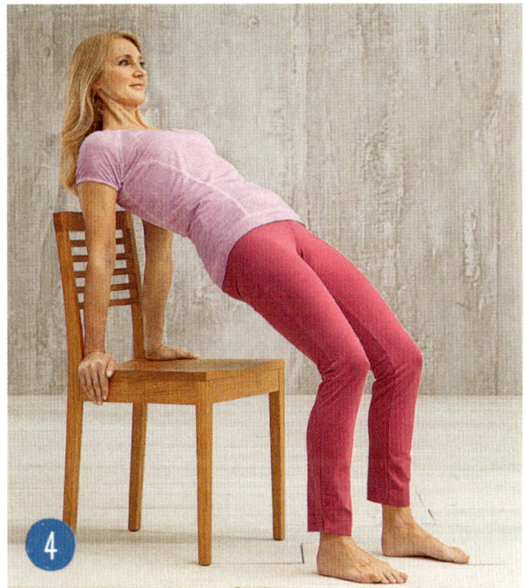

EINBEINSTRECKER

Kräftigt die Bauch-, Hüft- und Beinmuskulatur, stabilisiert den Rumpf und mobilisiert die Hüft- und Kniegelenke.

- Sie sitzen gerade auf der vorderen Stuhlkante und stützen sich mit den Händen hinten an der Sitzfläche ab. Die Beine sind hüftbreit geöffnet.
- Heben Sie ein Bein gebeugt in die Luft.
- 3 Beim Ausatmen strecken Sie das Bein diagonal nach oben aus.
- Beim Einatmen beugen Sie es wieder, stellen den Fuß aber nicht auf.
- Mit der nächsten Ausatmung wieder strecken und mit der Einatmung beugen.
- Machen Sie das insgesamt 6- bis 8-mal, bevor Sie das Bein wechseln.

SCHULTERBRÜCKE

Mobilisiert die Wirbelsäule, kräftigt die Arme und die Körperrückseite.

- Sie sitzen gerade auf der vorderen Stuhlkante und stützen sich mit den Händen hinten an der Sitzfläche ab. Die Beine sind hüftbreit geöffnet.
- 4 Mit der nächsten Ausatmung heben Sie Ihr Gesäß langsam an, bis Ihr Oberkörper und die Oberschenkel eine gerade Linie bilden.
- Atmen Sie in dieser Position ein und rollen Sie sich mit der Ausatmung langsam, Wirbel für Wirbel, wieder in die Ausgangsposition zurück.
- Wiederholen Sie die Übung 6- bis 8-mal und atmen Sie dabei regelmäßig.

IHR KLEINES KRAFTPROGRAMM

Mit diesen Übungen können Sie ein Leben lang fit bleiben, denn Sie trainieren alle Muskelgruppen. Die Übungen stammen aus dem GU-Ratgeber »Das Muskel Workout« von Ingo Froböse.

SCHULTERSTRECKER

Kräftigt den oberen Rücken und die Schultermuskulatur.

- Gehen Sie in die Bauchlage, die Beine sind gestreckt, die Zehen aufgestellt. Der Kopf befindet sich in Verlängerung der Wirbelsäule. Der Blick ist während der gesamten Übung zum Boden gerichtet.
- Strecken Sie die Arme nach vorne, die Daumen zeigen nach oben.
- Heben Sie nun die Arme nur im Schultergelenk maximal an 1 und senken Sie sie langsam wieder ab.
- Wiederholen Sie diesen Bewegungsablauf 10- bis 12-mal.

KNIEBEUGE

Kräftigt die Bein- und Gesäßmuskulatur.

- Stellen Sie sich mit einem Abstand von etwa 30 Zentimetern vor einer Wand auf. Die Beine sind schulterbreit geöffnet. Die Arme strecken Sie in Schulterhöhe gerade nach vorne aus.
- Senken Sie nun langsam das Gesäß nach hinten ab, maximal bis die Oberschenkel parallel zum Boden zeigen. Der Rücken bleibt möglichst senkrecht.
- Kommen Sie dann kontrolliert in die Senkrechte zurück.
- Wiederholen Sie diesen Bewegungsablauf 10- bis 12-mal.

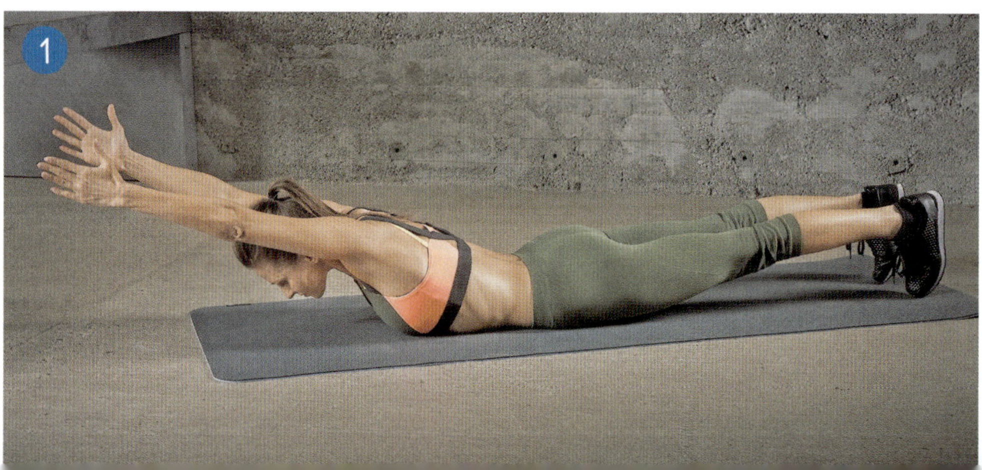

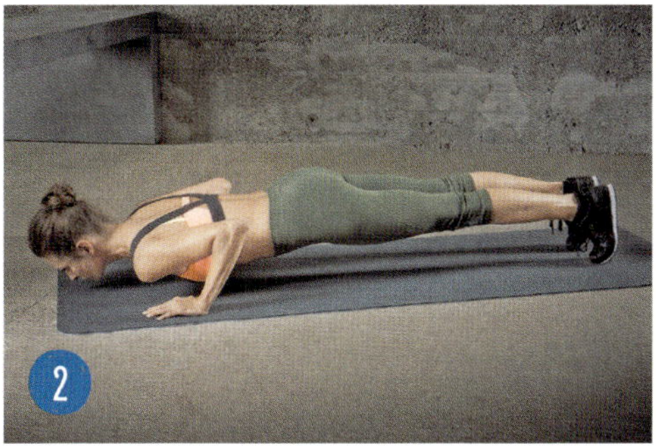

LIEGESTÜTZ

Kräftigt die Arm-, Bauch-, Gesäß- und Rückenmuskulatur.

- In der Ausgangsposition schwebt Ihr ganzer Körper in der Luft, nur die Zehen und Hände haben Kontakt zum Boden. Das Gewicht ruht auf den Händen und Zehen. Die Hände befinden sich genau unter den Schultern, die Finger zeigen nach vorne. Der Blick ist nach unten gerichtet.
- Spannen Sie Ihre Bauch- und Gesäßmuskulatur an, damit Sie nicht in der Lendenwirbelsäule durchhängen.
- (2) Beim Einatmen senken Sie den Oberkörper langsam bis kurz vor den Boden, indem Sie die Arme beugen.
- Mit dem Ausatmen drücken Sie sich nun durch das Strecken der Arme wieder nach oben, wobei in der Endposition die Ellbogen nie ganz durchgestreckt sind.
- Achten Sie darauf, dass der Rücken gerade bleibt. Fallen Sie nicht ins Hohlkreuz.
- Wiederholen Sie die Übung 8- bis 12-mal.

CRISS-CROSS

Kräftigt die gerade und die schräge Bauchmuskulatur.

- Legen Sie sich auf den Rücken und heben Sie beide Beine im rechten Winkel an.
- Strecken Sie beide Arme schulterweit geöffnet nach hinten.
- Heben Sie dann Oberkörper, Kopf und Arme an.
- (3) Strecken Sie nun kontrolliert das rechte Bein und berühren Sie mit der rechten Hand das linke Knie.
- Führen Sie Arm und Bein in die Ausgangsposition zurück (nicht ablegen!) und wiederholen Sie diesen Bewegungsablauf nun mit der anderen Seite.
- Wenn Sie die Übung beherrschen, können Sie sie nach und nach auch dynamischer ausführen.
- Achten Sie darauf, dass das Becken am Boden bleibt. Die Schultern ziehen nach außen und von den Ohren weg.
- Wiederholen Sie die Übung 8- bis 12-mal.

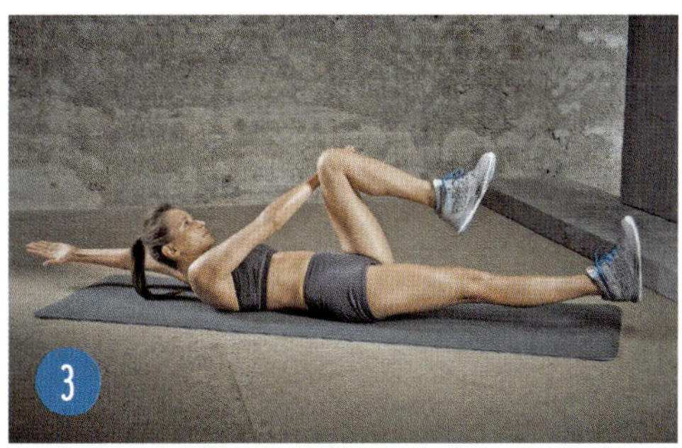

RUMPFHEBER

Kräftigt den unteren Rückenstrecker.

- Legen Sie sich mit gestreckten Armen und Beinen auf den Bauch.
- Heben Sie die Beine etwas vom Boden ab und halten Sie sie während der ganzen Übung in dieser Position.
- (1) Nun heben Sie auch den Oberkörper mit den Armen etwas an.
- Drei Sekunden halten und wieder senken.
- Wiederholen Sie die Übung 6- bis 8-mal.

TAILLENMACHER

Kräftigt die seitliche Rumpfmuskulatur.

- Legen Sie sich auf die Seite. Der untere Arm liegt unter dem Kopf, der obere Arm stützt vor dem Oberkörper.
- Strecken Sie Ihre Hüfte und Ihre Beine. Die Zehenspitzen sind angezogen.
- (2) Heben Sie nun beide Beine vom Boden ab, sodass nur noch die Hüfte den Boden berührt, und senken Sie die Beine wieder, jedoch ohne den Boden zu berühren.
- Spannen Sie dabei die Bauch- und Gesäßmuskulatur an und weichen Sie in der Hüfte nicht aus.
- Wiederholen Sie die Übung 6-mal und wechseln Sie dann auf die andere Seite.

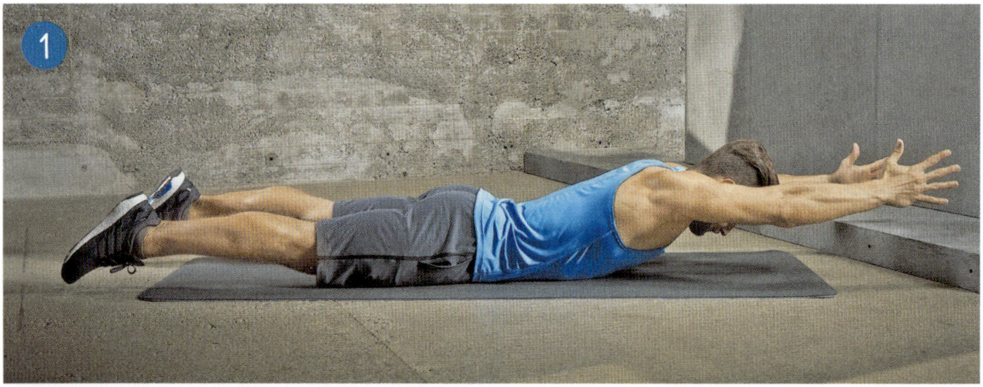

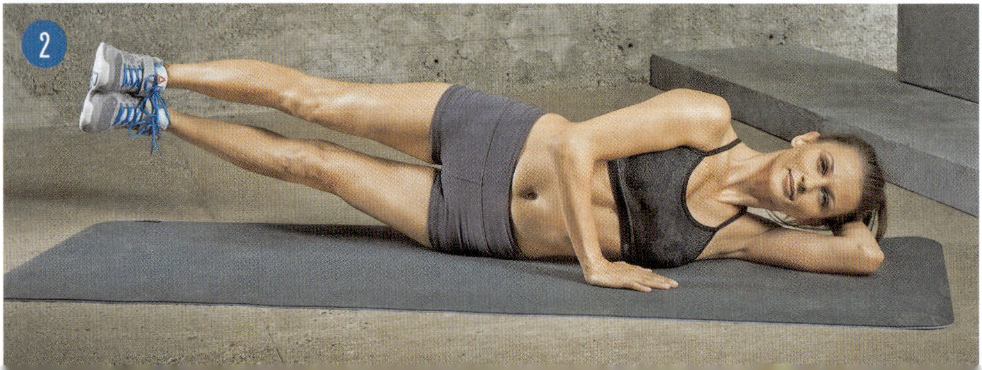

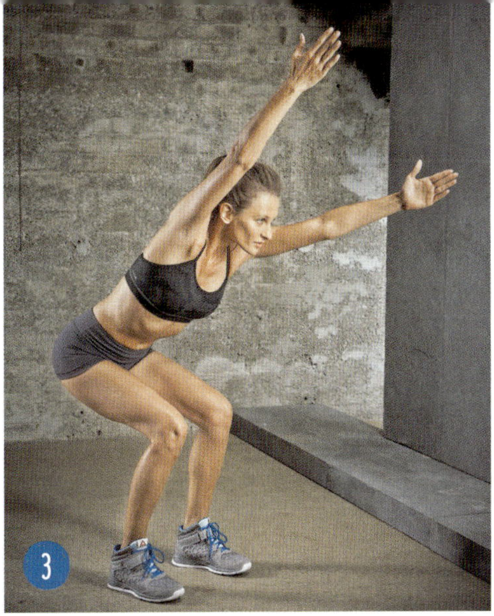

HACKER

Kräftigt die Körpermitte und den Rücken.

- Sie stehen mit hüftbreit geöffneten Beinen und leicht gebeugten Knien und beugen den Oberkörper etwas vor. Der Rücken bleibt gerade, indem Sie den Bauchnabel nach innen ziehen. Der Kopf befindet sich in Verlängerung der Halswirbelsäule. Der Blick ist schräg nach vorne gerichtet.
- Nehmen Sie die Arme gestreckt über den Kopf nach vorne. Die Hände sind angespannt, die Daumen liegen an den Fingern. Die Handflächen zeigen zueinander.
- 3 Führen Sie schnelle Hoch-tief-Bewegungen mit gestreckten Armen durch. Die Bewegung kommt nur aus der Schulter.
- Stabilisieren Sie sich dabei gut in der Körpermitte, sodass Oberkörper und Hüfte ganz ruhig bleiben.
- 30 Sekunden sollten Sie diese Übung durchhalten.

PLANKE

Kräftigt die tief liegende Rumpfmuskulatur.

- Sie liegen auf dem Bauch und gehen in den Unterarmstütz. Stellen Sie dazu Ihre Unterarme schulterbreit auf, die Finger zeigen nach vorn, die Füße sind aufgestellt. Die Schultern befinden sich über den Ellbogen.
- 4 Mit dem Ausatmen aktivieren Sie die Bauchspannung und machen den Nacken lang. Richten Sie den Blick auf den Boden und halten Sie den Körper wie ein Brett.
- Beim Einatmen schieben Sie den Körper gerade nach vorn, die Schultern sind nun vor den Ellbogen. Mit dem Ausatmen schieben Sie ihn wieder nach hinten, die Schultern sind hinter den Ellbogen.
- Halten Sie diese Position mindestens 60 Sekunden.

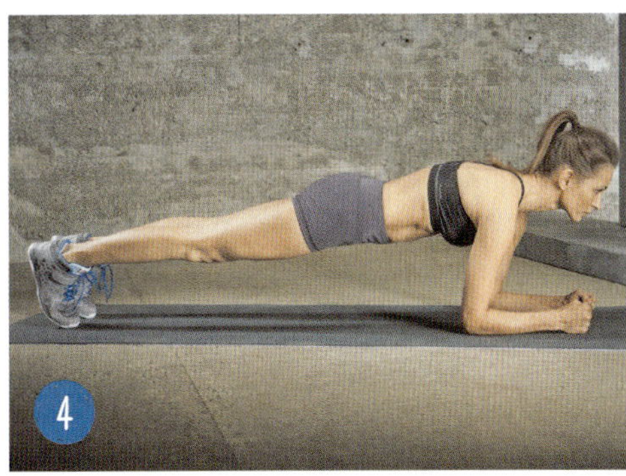

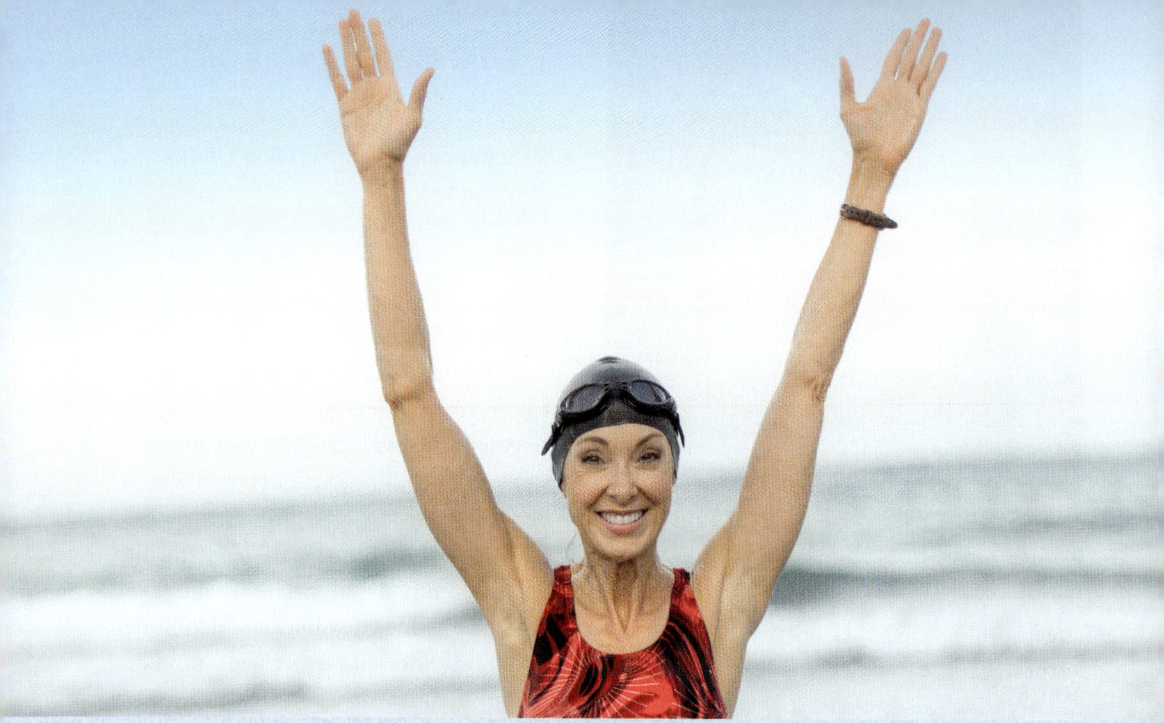

FINDEN SIE IHREN SPORT

Es gibt unglaublich viele Sportarten, die im Sommer, im Winter oder das ganze Jahr über ausgeübt werden, die mehr oder weniger Equipment erfordern und die sich überall oder nur unter bestimmten Bedingungen ausüben lassen. Aber welcher Sport ist der richtige für Sie? Auf den folgenden Seiten stelle ich Ihnen einige sehr beliebte Sportarten vor, die sich bestens dafür eignen, Ihre Vitalität zu verbessern.

Mit Aquafitness, Gymnastik, Walking, Radfahren und Tanzen können Sie auch als untrainierter Mensch sofort anfangen. Schwimmen, Skilanglauf, Wandern und Yoga setzen bereits etwas mehr Kondition und Koordination voraus. Trotzdem ist es bei Ihrer Auswahl am Ende am wichtigsten, dass Ihnen der Sport gefällt und Sie Spaß dabei haben. Denn ohne Spaß werden Sie ihn wahrscheinlich nicht lange ausüben.

Aquafitness

Die Wassergymnastik von früher trägt heutzutage nicht nur einen modernen Namen: Sie ist, mit Blick auf Fitness und Gesundheit, auch weiterentwickelt worden. Dabei nutzt man den Widerstand des Wassers – je intensiver Sie sich bewegen, desto stärker wird er! – zur Kräftigung und den Auftrieb im Wasser zur Entlastung von Knochen und Gelenken. Durch Geräte und Gewichte kann abwechslungsreich trainiert und die Belastung an den jeweiligen Fitnesszustand angepasst werden. Es ist ein effektives Ganzkörpertraining, das Ausdauer, Kraft, Koordination und Beweglichkeit fördert.

Wer profitiert, wer nicht?

Der Auftrieb des Wassers entlastet das Skelettsystem, sodass sich Aquafitness besonders gut für Menschen mit Übergewicht oder Gelenkproblemen, sowie bei Gewebsschwäche und Venenleiden eignet. Sanft betrieben ist Aquafitness außerdem ideal für Menschen, die bisher kaum Sport getrieben haben, und insgesamt ein hervorragendes Herz-Kreislauf-Training!

Aber Vorsicht bei Herzproblemen oder hohem Blutdruck! Fragen Sie Ihren Arzt, denn der Wasserdruck verstärkt den Rückstrom des Bluts zum Herzen und senkt so den Blutdruck. Hautkrankheiten und offene Wunden sind ein Ausschlusskriterium. Allergiker sind vorsichtig bei Chlor im Wasser.

So werden Sie fit

Als Anfänger lassen Sie Ihrem Organismus Zeit, sich an das Medium Wasser zu gewöhnen. Neben dem Widerstand des Wassers sind auch der Druck und die Kälte Reize, auf die der Körper reagiert. Gleichzeitig verführen das Gefühl der Schwerelosigkeit und das kühle Wasser dazu, sich zu überfordern.

Für eine bessere Ausdauer sollte die Belastung im aeroben Bereich liegen. Das ist der Fall, wenn Sie sich noch problemlos unterhalten können. Die Herzfrequenz muss niedriger sein als an Land (siehe Info).

Für die Muskelkräftigung wiederholen Sie die Übungen als Einsteiger 15- bis 20-mal, als Fortgeschrittener machen Sie erst 2, später 3 Sätze mit 15 bis 20 Wiederholungen.

Nebenwirkungen vermeiden

Hautprobleme vermeiden Sie durch Eincremen und Harnwegsinfekte durch rasches Umziehen nach dem Verlassen des Pools.

INFO

PULS BEI AQUAFITNESS

Die Herzfrequenz sollte beim Training im Wasser wegen des Wasserdrucks etwa 10 bis 15 Schläge niedriger sein als an Land. Andernfalls würden Sie sich ständig überlasten, und das schadet mehr, als zu nutzen.

Gymnastik

Mit Gymnastik dehnen und kräftigen Sie Ihre Muskulatur und halten Faszien sowie Gelenke geschmeidig. Außerdem trainieren Sie Gleichgewicht und Koordination. Das bringt Ihnen Bewegungssicherheit. Gymnastikübungen sind deshalb immer auch eine sinnvolle Ergänzung für andere Sportarten. Das Einzige, was Sie zusätzlich noch trainieren sollten, ist Ihre Ausdauer.

Wer profitiert, wer nicht?

Gymnastik ist ein Sport für jeden in jedem Alter, denn die Übungen können an sämtliche Bewegungsniveaus angepasst werden. Sie können individuelle Schwächen gezielt trainieren und auch zu Hause zu jeder Tages- und Nachtzeit Gymnastik machen, denn in der Regel benötigen Sie kein spezielles Equipment.

Aber Vorsicht bei akuten Gelenkproblemen, schlimmer Arthrose oder anderen Bewegungsbeschwerden: In diesen Fällen ist die Gymnastik im Wasser (Aquafitness ▸ **siehe Seite 47**) meist angenehmer.

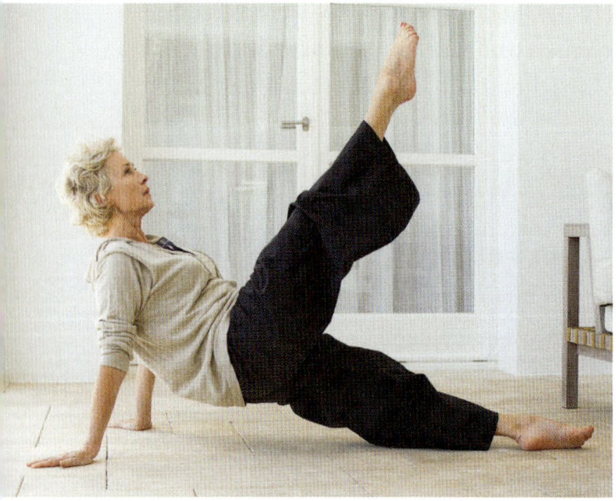

Pilates ist eine Gymnastikform, die beweglich macht und zugleich kräftigt.

So werden Sie fit

Für absolute Einsteiger oder wenn Sie sich unsicher sind, ist ein Kurs empfehlenswert, um die unterschiedlichen Übungen und die korrekten Bewegungsabläufe zu erlernen. Wenn Sie die Übungen kennen und vorschriftsmäßig ausführen können, reicht es schon, dreimal pro Woche etwa 15 Minuten zu trainieren. Dazu wiederholen Sie jede Übung 10- bis 15-mal. Sie werden schon nach kurzer Zeit merken, dass Ihnen die Übungen leichter und irgendwann sehr leichtfallen. Ab diesem Augenblick sollten Sie auf schwierigere Übungsvariationen umsteigen und möglichst auch öfter trainieren. Optimal sind 10 bis 15 Minuten täglich.

Nebenwirkungen vermeiden

Gehen Sie bei der Gymnastik sanft mit Ihrem Körper um und machen Sie keine ruckartigen Bewegungen, dann sind die Nebenwirkungen ausschließlich positiv.

Walking

Walking, das schnelle Gehen mit angewinkelten Armen, kam als Vorstufe zum Joggen aus den USA, während Nordic Walking aus Finnland stammt und im Sommer auf den Skilanglauf vorbereiten sollte. Beide Sportarten sind ein ideales sanftes Ausdauertraining, bei dem 90 Prozent der Muskeln zum Einsatz kommen. Nordic Walking trainiert durch den Stockeinsatz Arme und Schultergürtel etwas intensiver und kann gleichzeitig Knie- und Hüftgelenke entlasten.

Wer profitiert, wer nicht?

Walking ist ideal für alle, die nicht joggen möchten. Wer Übergewicht oder Probleme mit den Knie- oder Hüftgelenken hat, wählt Nordic Walking und lässt sich von den Stöcken entlasten.

TIPP

NORDIC WALKING

Vor allem beim Nordic Walking spielt der richtige Stockeinsatz eine große Rolle, wenn es mehr als Spazierengehen mit Stöcken sein soll. Lassen Sie sich die richtige Technik am besten in einem Kurs zeigen. Gemeinsam mit Gleichgesinnten macht die Bewegung noch mehr Spaß.

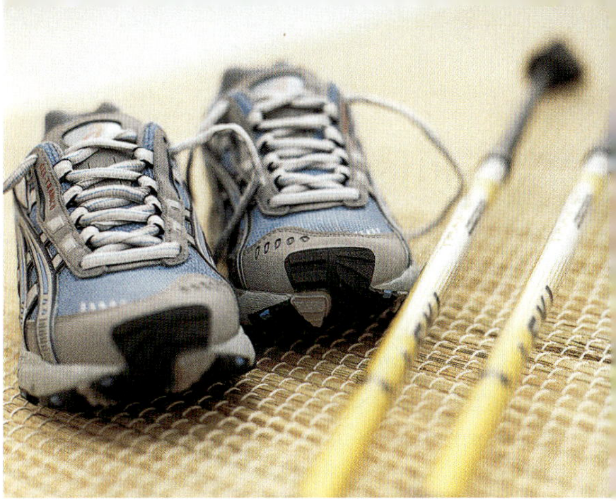

Mit Walking und Nordic Walking fördern Sie auf sanfte Art Ihre Ausdauer.

Aber Vorsicht bei Erkrankungen der Finger- und Handgelenke sowie der Schultern. Dann belasten die Stöcke in diesen Bereichen und Sie entscheiden sich besser für das reine Walken.

So werden Sie fit

Egal, ob Sie mit oder ohne Stöcke walken wollen, beginnen Sie ruhig mit drei- bis viermal wöchentlich 30 bis 45 Minuten. Damit Sie sich nicht überfordern, sollten Sie sich immer unterhalten können.

Nebenwirkungen vermeiden

Mit guten Schuhen und atmungsaktiver, elastischer Kleidung verhindern Sie Druck- und Scheuerstellen an Füßen und Körper sowie eine Erkältung durch nass geschwitzte Kleidung. Achten Sie bei den Nordic-Walking-Stöcken auf die richtige Größe, um Verspannungen zu vermeiden.

Radfahren

Das Radfahren gehört zu den Ausdauersportarten und ist für jedes Alter geeignet – und mit dem E-Bike auch für jedes Gelände (▸ **siehe Kasten Seite 51**). Wer wegen Gelenkproblemen oder Übergewicht auf andere Formen des Ausdauersports verzichten muss, ist auf dem Rad richtig, denn durch das Sitzen auf dem Sattel wirkt das Gewicht deutlich weniger auf das Skelettsystem.
Auch im Alltag leistet ein Fahrrad gute Dienste, um von A nach B zu gelangen oder beim Einkaufen schwere Lasten zu transportieren und quasi nebenbei durch Bewegung etwas für die Gesundheit zu tun.

Wer profitiert, wer nicht?

Wenn Sie sich bisher nur sehr wenig bewegt haben, aber gerne draußen sind, ist Radfahren ideal, weil Sie sich langsam an mehr Bewegung gewöhnen können, ohne sich zu überlasten. Das gilt besonders bei Übergewicht und Gelenkbeschwerden.
Aber Vorsicht bei Gleichgewichtsproblemen! Wenn Sie trotzdem nicht aufs Radfahren verzichten wollen, können Sie es mit Stützrädern oder einem Dreirad für Erwachsene probieren.

So werden Sie fit

Als Einsteiger gewöhnen Sie sich ans Radeln, indem Sie ab sofort möglichst viele Alltagswege mit dem Fahrrad zurücklegen. So lernen Sie Ihr Rad kennen, bekommen Übung damit im Verkehr und leben ganz nebenbei insgesamt aktiver.
Für eine gute Ausdauer gehen Sie dann längere Strecken von 30 bis 45 und später 60 Minuten an. Radeln Sie anfangs in einem niedrigen Gang, sodass Sie sich immer noch gut unterhalten können. Nach und nach steigern Sie Ihr Pensum dann, indem Sie den Widerstand erhöhen – also höhere Gänge fahren.
Lassen Sie sich ruhig vier Monate Zeit, bis Sie 120 Minuten am Stück fahren. Wenn Sie schon früher eine größere Radtour unternehmen wollen, planen Sie ein langsames Fahrtempo und reichlich Pausen ein – auch Ihr Gesäß wird es Ihnen danken.

Nebenwirkungen vermeiden

Mit einem schlecht eingestellten Fahrrad können Sie kurze Strecken sicherlich zurücklegen. Wenn Sie aber regelmäßig fahren, sollten Sie sich ein eigenes, auf Ihre Maße und Bedürfnisse zugeschnittenes Fahrrad anschaffen. Wenn Sie richtig darauf sitzen, vermeiden Sie Rückenbeschwerden: Leicht nach vorn gebeugt und mit einer Neigung von etwa 15 Grad zum Lenker wird Ihr Gewicht ideal verteilt und Ihre Rückenmuskeln sind etwas vorgespannt. So kann Ihre Muskulatur die Erschütterungen durch Bodenunebenheiten optimal abfangen.
Viele Radfahrer sitzen zu gerade oder aber mit einem Rundrücken auf dem Fahrrad.

Beides tut dem Rücken nicht gut: Sitzen Sie zu gerade, ist die Rückenmuskulatur zu entspannt, um Stöße ausreichend abfedern zu können. Fahren Sie mit sehr rundem Rücken, verteilt sich das Gewicht anders und Schmerzen in Rücken, Nacken und Schultern sind die Folge.
Wer häufig lange Strecken fährt, sollte Überlastungen durch zusätzliche Dehn- und Kräftigungsübungen vermeiden.

TIPP

MIT E-POWER UNTERWEGS

In Europa werden fast ausschließlich sogenannte Pedelecs verkauft. Das sind Fahrräder, die hybrid mit Muskelkraft und einem Elektromotor betrieben werden. Das bedeutet: Der Fahrer tritt selbst und lässt sich vom Motor nur unterstützen, zum Beispiel beim Anfahren an Ampeln oder am Berg. Auch ein kleiner Extraschub mit jedem Tritt ist möglich: Das beschwingt beim Fahren und macht Spaß. Für Menschen in bergigen Regionen, für Senioren, die nicht mehr ganz so fit sind, oder bei gesundheitlichen Einschränkungen ist ein E-Bike eine fantastische Möglichkeit, rauszukommen und wieder aktiv zu werden. Sie können sich mithilfe des Motors wieder an sanfte Bewegung gewöhnen und ihre Fitness nach und nach steigern, indem sie mit der Zeit die elektrische Unterstützung etwas drosseln.
Da es bei E-Bikes unterschiedliche Motortypen gibt und die Pedelecs nicht gerade preiswert sind, sollten Sie sich vor einem Kauf ausreichend Zeit für die Entscheidung nehmen, viele Bikes ausprobieren, sich gut beraten und nichts aufschwatzen lassen.
Was Sie vor dem Kauf eines E-Bikes beziehungsweise Pedelecs beachten sollten, lesen Sie hier:

- Lassen Sie sich in einem Fachgeschäft beraten und probieren Sie unterschiedliche E-Bikes aus.
- Machen Sie eine gründliche Probefahrt. Ein Berg sollte dabei sein, weil sich da die Pedelecs am stärksten unterscheiden.
- Prüfen Sie, ob Sie das Rad auch eine Treppe hinauf oder hinuntertragen können, zum Beispiel, wenn Sie es im Keller verstauen oder Sie damit Bahn fahren wollen.
- Probieren Sie, wie leicht sich der Akku abnehmen und wieder einsetzen lässt, denn das werden Sie bei einem E-Bike oder Pedelec oft tun müssen.

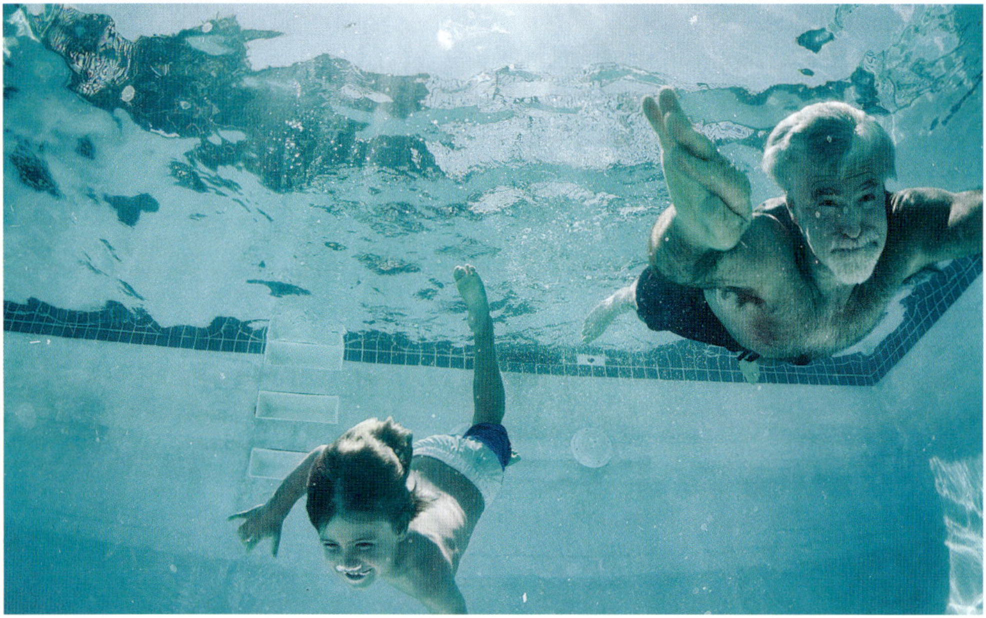

Schwimmen ist ideal für alle, die ihre Gelenke schonen müssen, und ein ausgezeichnetes Konditionstraining. Nebenbei macht es schöne schlanke Muskeln.

Schwimmen

Schwimmen ist ein hervorragendes Ausdauertraining und kräftigt durch den Wasserwiderstand die Muskulatur des gesamten Körpers – und das alles, ohne Gelenke und Bänder zu überlasten. Außerdem verbraucht es dabei noch viele Kalorien. Wer das Glück hat, draußen oder gar in einem See oder Meer schwimmen zu können, hat zusätzlich noch die positiven Einflüsse der Natur auf die Psyche. Übrigens: Schwimmen beugt wegen des Auftriebs, der den Druck von den Knochen nimmt, nicht gegen Osteoporose vor, wie vielfach fälschlich behauptet wird.

Wer profitiert, wer nicht?

Durch den Auftrieb des Wassers eignet sich Schwimmen wunderbar für Sporteinsteiger und übergewichtige Menschen und solche mit Gelenkproblemen. Bei vielen Erkrankungen des Bewegungssystems eignet sich Schwimmen gut zur Rehabilitation und zur Wiederherstellung von Bewegungsabläufen. Wenn Sie eine »Wasserratte« sind, fragen Sie Ihren Arzt danach.

Aber Vorsicht bei Herzrhythmusstörungen oder hohem Blutdruck! Eine Rücksprache mit dem Arzt ist unbedingt nötig, denn der Wasserdruck verstärkt den Rückstrom des Bluts zum Herzen und senkt so den Blutdruck. Deswegen muss auch der Trainingspuls niedriger sein als bei Sportarten an Land. Mit Hautkrankheiten und offenen Wunden sollten Sie nicht schwimmen. Wer überempfindlich auf Chlor reagiert, weicht besser auf natürliche Gewässer aus. Bei Knieproblemen verzichten Sie idealerweise auf den angewinkelten Brustbeinschlag.

So werden Sie fit

Wenn Sie zwar irgendwann in Ihrer Jugend mal schwimmen gelernt haben, aber eigentlich darin ungeübt sind, sollten Sie zunächst die korrekten Schwimmtechniken erlernen. Erst dann können Sie durch den Wechsel der Techniken Ihren Körper im Ganzen trainieren. Nur mit einer guten Technik wird es Ihnen möglich sein, ohne Probleme 30 bis 40 Minuten am Stück zu schwimmen. So viel Zeit müssen Sie investieren, um Ausdauer und Kraft wirkungsvoll zu verbessern. Erfahrene Schwimmer ziehen drei- bis viermal wöchentlich ihre Bahnen, und zwar wie bei allen anderen Ausdauersportarten in einem moderaten Tempo, bei dem Sie noch gut sprechen können.
Schwimmen Sie sich zu Beginn Ihrer Einheit immer locker warm, damit Ihr Organismus auf »Betriebstemperatur« kommt.

Nebenwirkungen vermeiden

Wenn Sie brustschwimmen, achten Sie auf die korrekte Technik und vermeiden Sie es, Kopf und Hals wie ein Schwan aus dem Wasser zu strecken. Dadurch verhindern Sie Probleme im Schulter-Nacken-Bereich, die mit der »Schwanentechnik« sozusagen vorprogrammiert sind.
Halten Sie sich nicht zu lange in kaltem Wasser auf, um ein Auskühlen zu verhindern. Für lange Aufenthalte sind Temperaturen von 24 bis 26 Grad Celsius optimal, Rheumatiker sollten auf eine Wassertemperatur von etwa 30 Grad achten, damit sich ihre Beschwerden nicht verschlimmern.

INFO

DER RICHTIGE PULS BEIM SCHWIMMEN

So errechnen Sie Ihren Schwimmpuls:
Ruhepuls + (220 – Lebensalter – Ruhepuls) x Fitnessfaktor

Fitnessfaktor:
0,5 = untrainiert
0,6 = mäßig trainiert
0,7 = ausdauertrainiert
0,75 = Leistungssportler

Beispiel:
60 Jahre, untrainiert, Ruhepuls 68:
68 + ([220 – 60 – 68] x 0,5) = X
68 + (92 x 0,5) = 114

Skilanglauf

Gerade wenn es im Winter kalt ist und man gerne drinnen bleiben würde, ist Skilanglauf ideal: Neben dem wunderbaren Naturerlebnis im Schnee, das die Seele streichelt, trainiert dieser effektive Ausdauersport Herz und Kreislauf ebenso wie Muskulatur und Atmung, ist aber durch das Gleiten auf dem Schnee sanfter als Walken und Joggen. Die Skatingtechnik, die dem Eislaufen ähnelt, fördert außerdem Kraft und Koordination. Da sie schwieriger zu erlernen ist, bleibt sie Fortgeschrittenen vorbehalten. Anfänger beginnen mit der Diagonaltechnik.

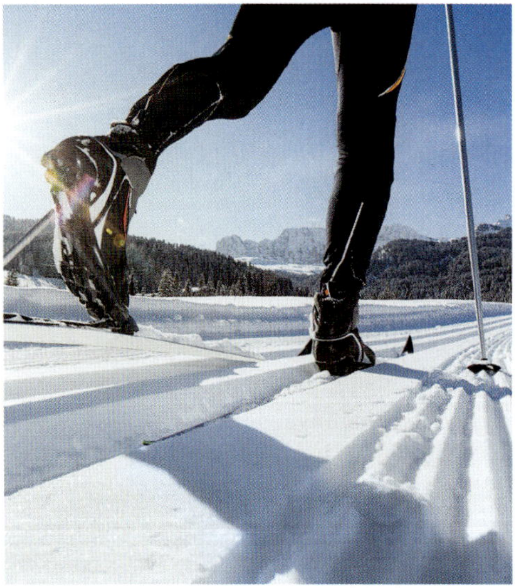

Beim Skilanglauf kommt zur sportlichen Betätigung das Naturerlebnis.

Wer profitiert, wer nicht?

Wer gerne draußen ist und in einer schneereichen Gegend wohnt, für den ist Langlaufen ideal. Das Gleiten wirkt sanft auf die Wirbelsäule und hilft bei Rückenschmerzen. **Aber Vorsicht** bei Erkältung. Dann warten Sie mit dem Skilanglauf besser, bis sie vorbei ist. Finger- und Handgelenkprobleme sind ein Ausschlusskriterium bei Skilanglauf ebenso wie ausgeprägte Störungen der Temperaturregulierung des Körpers.

So werden Sie fit

Für Anfänger ist ein Kurs unbedingt zu empfehlen, damit sie die richtige Technik lernen und auch, um verletzungsfrei einen Berg hinabzukommen, wenn es einmal steiler werden sollte. Überfordern Sie sich nicht und starten Sie mit 45 bis 60 Minuten drei- bis viermal pro Woche. Das Tempo sollten Sie wie bei den anderen Ausdauersportarten anfangs moderat wählen: Sie sollten sich also immer noch unterhalten können, während Sie laufen. Fortgeschrittene fordern sich mit Anstiegen und Abfahrten und bringen dadurch Abwechslung in ihr Training.

Nebenwirkungen vermeiden

Schlecht angepasste Ski können zu Stürzen und damit zu Verletzungen führen. Wenn Sie längere Skitouren planen, nehmen Sie ausreichend Wasser mit, denn der Körper verliert bei Kälte genauso viel Flüssigkeit wie bei Hitze.

Tanzen

Tanz ist Lebensfreude und an kein Alter gebunden! Die Musik und das kommunikative Element machen diese Bewegungsform zu etwas Besonderem. Egal, welchen Tanzstil Sie wählen: Es werden Ausdauer, Beweglichkeit und die Koordination von Bewegungen verbessert, außerdem die Balance und, je nach Intensität, auch Herz und Kreislauf. Vor allem Formations- und Gesellschaftstanz – wo neue Bewegungen zum Takt der Musik kombiniert werden – schulen das Gehirn stark. Hinzu kommen Spaß, Entspannung und das Gemeinschaftsgefühl – sehr wichtige Aspekte für unser Wohlbefinden.

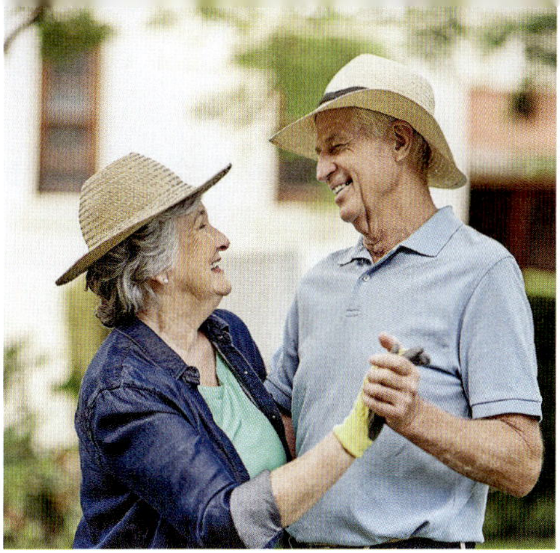

Tanzen trainiert Körper und Geist gleichermaßen und ist ein gutes Anti-Aging-Mittel.

Wer profitiert, wer nicht?

Da sich Tanzen durch die Vielfalt der Rhythmen und Tanzstile sehr gut an den individuellen Gesundheitszustand anpassen lässt, ist es für fast jeden geeignet. Voraussetzungen sind der Spaß an der Bewegung zur Musik und an Geselligkeit und sozialen Kontakten. **Aber Vorsicht** bei Gleichgewichtsstörungen: Drehungen und schnelleres Hin- und Herwiegen könnten Probleme bereiten. Fragen Sie deshalb vorher Ihren Arzt.

So werden Sie fit

Als Einsteiger gönnen Sie sich entsprechende Kurse, die von Tanzschulen, aber oft auch von Sportvereinen angeboten werden. Selbst wenn es Ihnen richtig viel Spaß macht, sollten Sie gerade am Anfang zwei bis drei Tage zwischen den Einheiten verstreichen lassen. So lange benötigt der Organismus, um die neuen Impulse zur Bewegungskoordination zu verarbeiten, denn das Zusammenspiel von Nerven und Muskeln wird beim Tanzen besonders gefordert. Das ist übrigens der Grund, warum Tanzen auch als Gehirntraining empfohlen wird. Wenn sie »eingetanzt« sind, können Sie mit drei bis vier Trainings pro Woche auch einen guten Effekt auf das Herz-Kreislauf-System erzielen.

Nebenwirkungen vermeiden

Das glatte Tanzparkett kann zu Stürzen führen. Achten Sie deshalb darauf, dass Ihre Schuhsohlen ein wenig bremsen, ohne die Tanzqualität zu mindern. Außerdem kann die Musik zu unkontrollierten Bewegungen und Überlastungen verleiten, die Zerrungen und Ähnliches zur Folge haben.

Wandern

Die Bewegung an der frischen Luft und durch die freie Natur wirkt gleich doppelt positiv auf das Wohlbefinden: Wer auf Schusters Rappen durch die Natur streift, nimmt eine Auszeit vom Alltag und streichelt seine Seele. Gleichzeitig handelt es sich beim Wandern auch um ein sehr effektives, moderates Ausdauertraining, das die Sauerstoffversorgung und die Durchblutung des gesamten Organismus nachweislich verbessert. Allerdings klappt das nur, wenn Sie regelmäßig wandern gehen, also mindestens einmal pro Woche.

Wer profitiert, wer nicht?

Wer gerne draußen ist, hat beim Wandern in flachen Regionen ein sanftes Herz-Kreislauf-Training und kann seine Strecken ideal an sein Zeitbudget und seine Fitness anpassen. Man kann sich alleine auf den Weg machen oder sich einer Wandergruppe anschließen, wenn man es lieber gesellig mag. Wer auch Berge nicht scheut, trainiert zusätzlich seine Beinmuskulatur. Mit Wandern beugen Sie übrigens auch Osteoporose vor. **Aber Vorsicht** bei Arthrose und rheumatischen Erkrankungen: Zwar brauchen die Gelenke Bewegung, aber längere Strecken überfordern sie in diesen Fällen. Gehen Sie lieber mehrmals pro Woche kürzere Wege und nutzen Sie Wanderstöcke, vor allem in hügeligem oder unebenem Gelände.

So werden Sie fit

Wenn Sie neu einsteigen, beginnen Sie zunächst mit längeren und langen Spaziergängen. Die können Sie auch innerhalb der Woche gut einschieben.
Längere Wanderungen sind perfekt für einen Wochenendausflug. Dehnen Sie die Streckenlänge nach und nach aus, denn nichts ist demotivierender als ein zu großes Wanderpensum, bei dem irgendwann jeder Schritt zur Qual wird.
Wenn Sie das erste Mal im Gebirge wandern, verhält es sich ähnlich: Beginnen Sie mit kurzen Strecken, weil die Anstrengung des Bergauf- und Bergabgehens nicht zu unterschätzen ist. Auch die Beschaffenheit der Wege und die Witterung müssen berücksichtigt werden. Gehen Sie nicht zu spät am Tag los. Bergtouren sollten gut geplant und nicht alleine unternommen werden.

Nebenwirkungen vermeiden

Mit guten Wanderschuhen können Sie länger laufen und vermeiden Blasen und Überlastungen der Füße. Funktionsbekleidung ist sinnvoll, weil sie den Schweiß von der Haut wegleitet und dadurch Auskühlen und Erkältungen verhindert. Durch einen gut sitzenden Rucksack vermeiden Sie Druckstellen. Ihr Körper verliert beim Wandern viel Flüssigkeit durch Schwitzen, deshalb sollten Sie immer reichlich Wasser mitnehmen. Auch Sonnen- und Insektenschutzmittel sind sinnvoll.

Yoga

Yoga ist viel mehr als Gymnastik: Die über 2000 Jahre alte Lehre zielt auf den Menschen als Ganzheit und will Körper, Geist und Seele ins Gleichgewicht bringen. Deshalb beginnen und enden die meisten Yogastunden mit einer Entspannungsübung. Man kann Yoga aber auch völlig losgelöst von der Yogaphilosophie betreiben. Die Körperübungen – sie heißen im Yoga »Asanas« – kräftigen und dehnen die Muskeln und halten Gelenke und Wirbelsäule beweglich. Regelmäßig praktiziert, steigert Yoga die Vitalität.

Wer profitiert, wer nicht?

Da beim Yoga bewusst Stress abgebaut wird, ist es ideal für Menschen, die im Alltag stark gefordert werden oder sich selbst stark unter Druck setzen. Auch innere Unruhe bekommen Sie damit in den Griff. Wer länger Yoga praktiziert, profitiert von besserer Konzentration und höherer Leistungsfähigkeit. Yogaübungen sind stark mit der Atmung verbunden und stärken die Lungenfunktion. Asthmatikern hilft das vielfach.

So werden Sie fit

Optimal ist es, Yoga in einem spezialisierten Studio zu lernen: Dort sind die Lehrer qualifiziert und die Umgebung bietet die notwendige ruhige Übungsatmosphäre. Wenn Sie die richtige Ausführung der Yogaübungen beherrschen, können Sie auch zu Hause an einem ruhigen Ort Yoga machen. Planen Sie dafür zweimal pro Woche 30 bis 45 Minuten ein, verweilen Sie jedoch zu Beginn nicht länger als 20 bis 30 Sekunden in einer Position. Später, wenn sich Ihr Körper an die Übungspraxis gewöhnt hat, darf es selbstverständlich auch länger sein.

Nebenwirkungen vermeiden

Im Yoga gibt es viele Übungen, die toll aussehen, aber viel Erfahrung erfordern. Verzichten Sie hier auf Experimente, wenn Sie noch nicht so weit fortgeschritten sind.

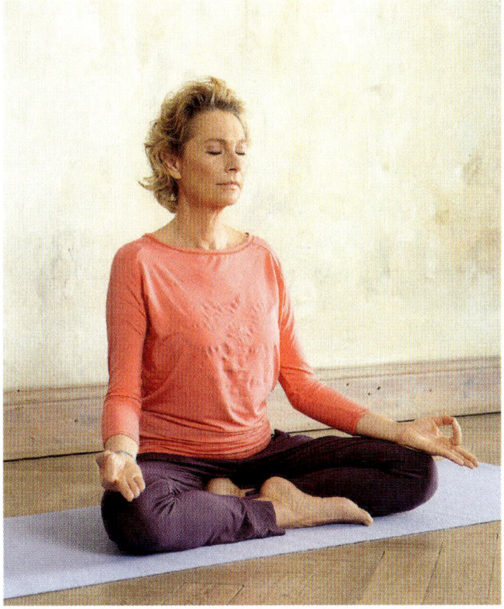

Beim Yoga kommt es nicht auf Leistung an. Im Zentrum der ganzheitlichen Methode stehen Körper-, Atem- und Meditationsübungen.

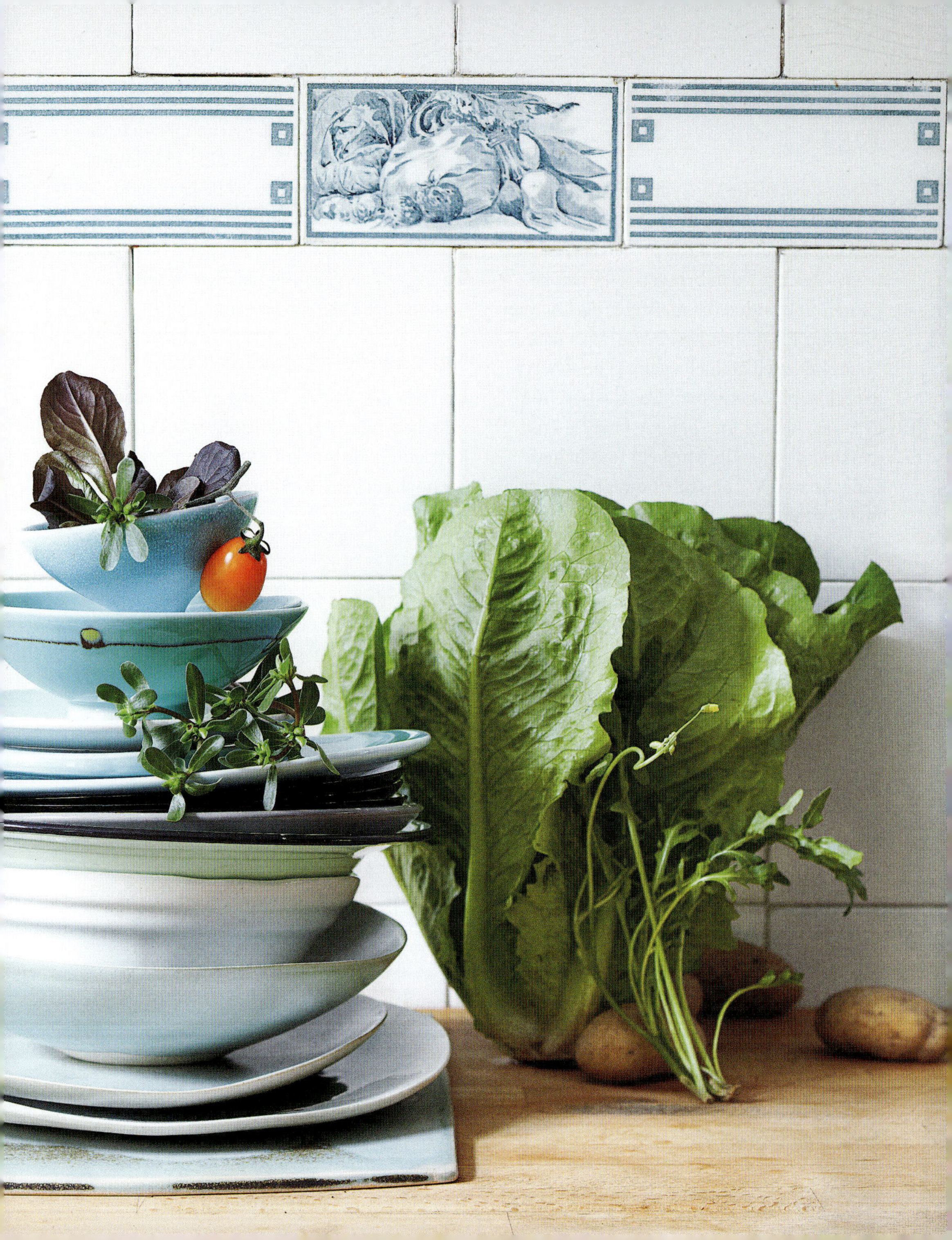

RICHTIG ESSEN – LÄNGER GESUND LEBEN

DAS GEWICHT HALTEN, GEGEBENENFALLS ABNEHMEN, DAS IMMUNSYSTEM STÄRKEN, DEGENERATIVEN PROZESSEN UND KRANKHEITEN VORBEUGEN – DAS SIND DIE ANLIEGEN DER ERNÄHRUNGSGRUNDSÄTZE AUF DEN FOLGENDEN SEITEN. UND MINDESTENS GENAUSO WICHTIG IST: DAS ESSEN SOLL IHNEN SCHMECKEN.

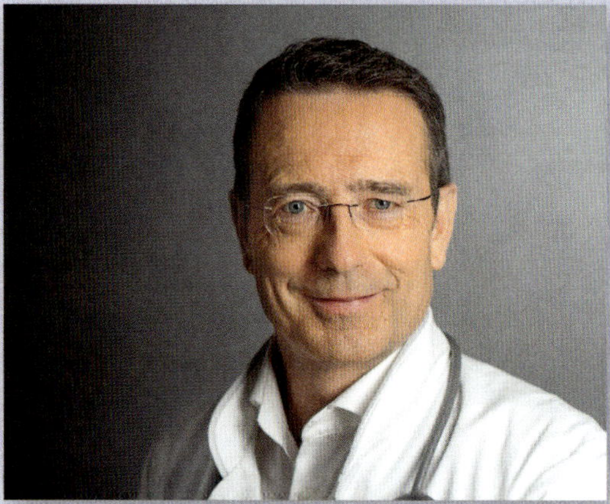

DR. MED. MATTHIAS RIEDL

Facharzt für Innere Medizin, Diabetologe und Ernährungs-Doc

»Mit einer optimierten Ernährungsweise lassen sich Gesundheit und Lebensqualität bis ins hohe Alter erhalten.«

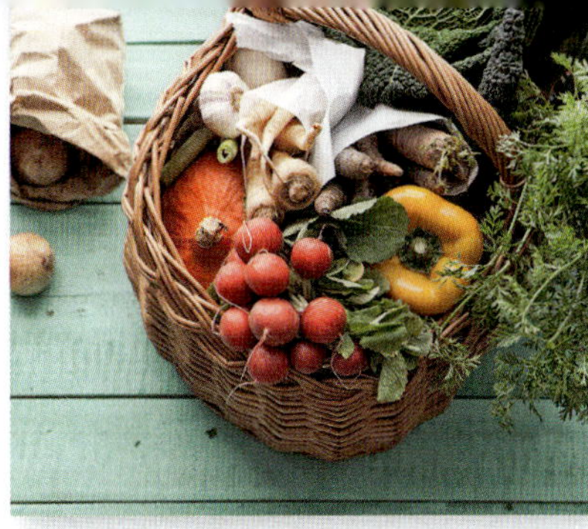

GUTE ERNÄHRUNG IST EIN LEBENSELIXIER

Die Ernährungsmedizin ist eine der ältesten Heilkünste überhaupt und geht auf die Zeit des Urvaters aller Ärzte, Hippokrates, zurück. Nur spielt sie in unserer Zeit nicht die Rolle, die sie spielen müsste, denn bis zu 80 Prozent unserer Erkrankungen sind ernährungsbedingt. Sie könnten durch die Ernährungsmedizin geheilt, gebessert und häufig verhindert werden. Das betrifft auch typische Altersbeschwerden wie etwa Herz-Kreislauf-Erkrankungen, Diabetes oder Krebs, die häufig nicht mit Ernährung, sondern mit dem Begleitumstand des Alterns an sich in Verbindung gebracht werden. In den Regionen der Welt mit den meisten Hundertjährigen finden die Forscher auch immer Zusammenhänge mit einer besonders gesunden Ernährung.

BASICS EINER GESUNDEN ERNÄHRUNG AB 50 PLUS

Eine wichtige Methodik und natürliche Option in der Therapie und Vorbeugung von Alterskrankheiten und zugleich Garantin für ein längeres, gesundes Leben ist eine Ernährungsweise, die auf verschiedene Bausteine setzt. Die wichtigsten sind:

- zwei bis drei Mahlzeiten pro Tag mit mehrstündigen Fastenphasen dazwischen,
- eine eiweißoptimierte Ernährung zum Muskelerhalt und für die gesunde Sättigung,
- Reduktion »schlechter« Fette zugunsten von mehr »guten« Fetten,
- eine ballast- und vitalstoffreiche Ernährung mit viel Gemüse, Salat und Obst sowie
- eine ausreichende Flüssigkeitszufuhr.

Lassen Sie es sich schmecken!

Riedl

Dr. med. Matthias Riedl

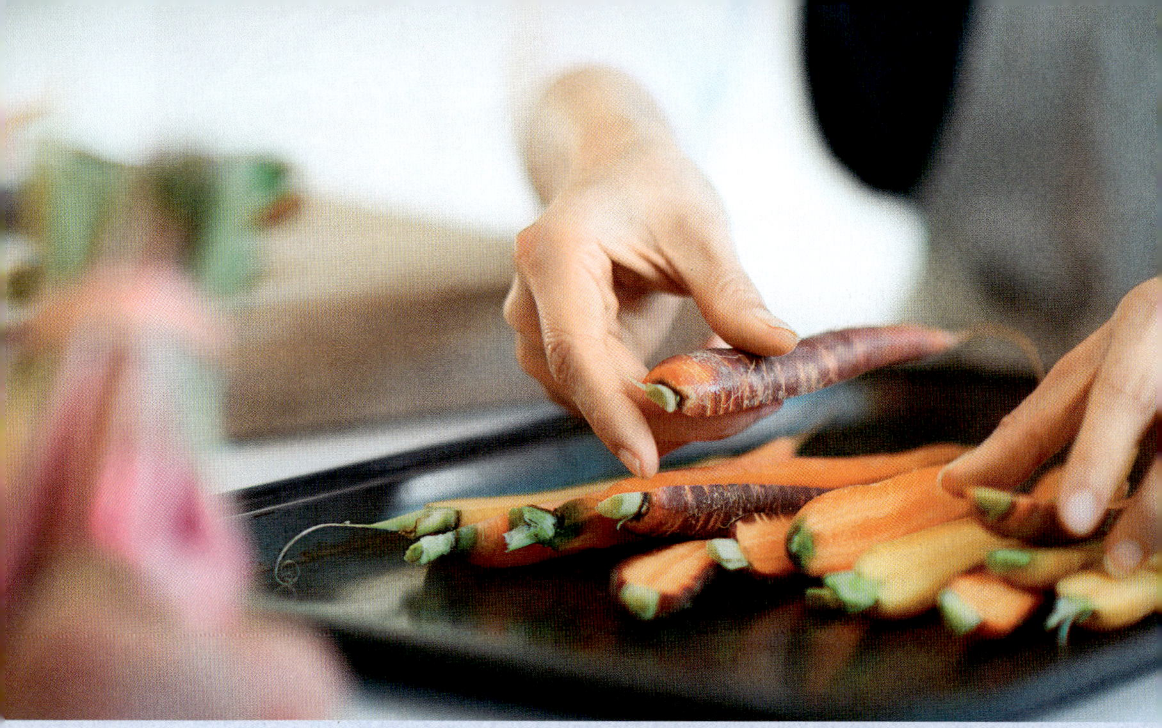

BESSER ESSEN MIT 50PLUS

Wohl kaum ein Aspekt des täglichen Lebens ist von so tief greifender Wirkung auf die Gesundheit und den Alterungsprozess wie unsere Ernährung. Aus diesem Grund ist die Ernährungsmedizin heute einer der Schlüssel zu mehr Wohlbefinden und einer höheren Lebenserwartung – und das selbstverständlich bei guter Lebensqualität.
Mit einer intelligenten Ernährungsweise lassen sich viele Alterungsprozesse auf ganz natürliche Weise verlangsamen, außerdem können ernährungsbedingte Krankheiten ausgeschlossen werden.

Der Mensch ist, was er isst

Tatsächlich wirkt sich vieles, was wir essen und trinken, auf unsere Leistungsfähigkeit, unsere Vitalität, unser Aussehen und eben auch den Alterungsprozess aus. Insofern hat

INFO

WIE SICH SENIOREN RICHTIG ERNÄHREN

Über einen Zeitraum von 20 Jahren wurden 600 Senioren im Rahmen der Gießener Senioren Langzeitstudie (GISELA) untersucht und nach ihrem Ernährungsverhalten befragt. Die Forscher wollten herausfinden, wie die Ernährung die Gesundheit im Alter beeinflusst. Die meisten Menschen verlieren mit zunehmendem Alter Muskelmasse, die Leistungsfähigkeit sinkt, ebenso ihr Ruheumsatz. Das Gewicht hingegen steigt an. Diese Veränderungen wirken sich negativ auf die Gesundheit aus. Ein hoher Fettanteil erhöht das Risiko für eine Reihe chronischer Erkrankungen, die laut Studienleiterin Prof. Monika Neuhäuser-Berthold im Alter stark zunehmen. Senioren sollten aber keinesfalls Diäten machen, die im Zweifelsfall die Muskeln verschwinden lassen, sondern kalorienarm, aber nährstoffreich essen. Dazu gehören vitalstoffreiche Gemüse- und Obstsorten sowie ballaststoffreiche Vollkornprodukte. Milchprodukte, Fisch und mageres Fleisch in Maßen sowie wertvolles pflanzliches Eiweiß aus Hülsenfrüchten und Nüssen, die zugleich viele weitere wichtige Inhaltsstoffe zu bieten haben. Gleiches gilt für bestimmte Fette wie Raps-, Oliven-, Hanf- oder Leinöl.

die althergebrachte Spruchweisheit vom Menschen, der ist, was er isst, nichts von seiner Aktualität verloren. Tatsächlich steckt in der Auswahl und Zusammenstellung unserer Nahrungsmittel ein Instrumentarium mit enormem Wirkungsspektrum.

Auf den nächsten Seiten lernen Sie, wie Sie mit geringem Aufwand Ihre Ernährung künftig intelligent zusammenstellen können – und so, dass sie zu Ihren Bedürfnissen passt. Wie wichtig dies gerade für Menschen in reiferem Alter ist, konnte in zahlreichen Studien nachgewiesen werden.

Verjüngung auf Zellebene

Ihr Organismus profitiert in jedem Alter von einer Ernährungsumstellung, die auf Ihren Stoffwechsel abgestimmt ist: Degenerative Prozesse werden verlangsamt und das Risiko, an Herz-Kreislauf-Beschwerden oder Diabetes zu erkranken, sinkt. Dazu bedarf es eines Eingreifens auf der Zellebene. Werfen wir also noch einen kurzen Blick darauf, welche Prozesse im Körper mit einer gesunden, individuell abgestimmten Ernährungsweise stattfinden.

Nicht ganz so schlimm wie ihr Ruf: freie Radikale

Wenn es um die Zellen geht, dann ist schnell die Rede von freien Radikalen, weil sie für deren Schädigung und damit für den Alterungsprozess verantwortlich sind. Ganz offensichtlich wird das, wenn sie unkontrolliert ihr Unwesen treiben können – im Fachjargon heißt das »oxidativer Stress«. Dazu kommt es beispielsweise beim Rauchen, bei erhöhter Stressbelastung oder auch durch schädigende Umwelteinflüsse. Ist man solchen Dingen dauerhaft ausgesetzt, können sie zu Krankheiten führen. Oxidativer Stress ist übrigens im Blut messbar.

Dabei wirken die freien Radikale ebenso schnell wie aggressiv. Das Elektron, das ihnen von ihrer chemischen Struktur her fehlt, suchen sie sich bei anderen, bis dahin intakten Molekülen. Aber sie greifen auch Eiweißstrukturen, den Stoffwechsel regulierende Verbindungen, nämlich Enzyme, sowie Fette (Lipide) an. Das schädliche Wirken freier Radikale wird etwa an der Haut langjähriger Raucher deutlich sichtbar.

Doch es wäre falsch beziehungsweise einseitig, die freien Radikale nur zu verteufeln, denn sie haben durchaus auch eine wichtige Funktion im Körper zu erfüllen: etwa wenn es darum geht, Bakterien und andere schädliche Eindringlinge abzuwehren. Hierzu werden sie gebraucht. Was nicht heißt, dass man ihr Entstehen fördern müsste – der Körper produziert auch so genügend davon.

INFO

WENIGER IST BESSER

Der Grund, weshalb so viele Menschen in der zweiten Lebenshälfte über Gewichtszunahme und weniger straffe Konturen klagen, liegt darin, dass der Körper jetzt zunehmend sowohl Muskelmasse als auch Wassergehalt reduziert, obendrein aber die Fettmasse erhöht. Sie können – und sollten – diesem Prozess einerseits mit Bewegung entgegentreten (▸ **siehe Seite 10–57**) und andererseits Ihre Ernährung entsprechend anpassen. Die Devise lautet schlicht: Sie brauchen mit den Jahren nicht mehr so viel zu essen, die Mahlzeiten sollten kleiner werden, die Kalorienaufnahme geringer. Dafür aber sollte das, was Sie essen, gehaltvoll und nährstoffreich sein. Einzige Ausnahme: Die Eiweißaufnahme darf nicht zu gering sein (▸ **siehe Seite 59–105**).

Bereit zur Abwehr: Antioxidantien

Gegenspieler der freien Radikale sind die Antioxidantien. Funktioniert das Immunsystem, können sie ihrer Arbeit nachgehen. Dazu bedarf es natürlich einer gesunden Ernährung: Wir nehmen Antioxidantien beispielsweise mit naturbelassenen Ölen (▶ siehe Seite 70), aber auch mit Gemüse, Obst und Kräutern zu uns. Da sind etwa die Vitamine A und C (Ascorbinsäure) zu nennen. Es kommt unter anderem in Zitrusfrüchten und in der Acerolakirsche vor. Bei Vitamin A denken wir an das Lycopin in den Tomaten (Vitamin-A-Vorstufe), das geradezu segensreiche Wirkungen bei der Senkung des Risikos bestimmter Krebsarten haben kann. Übrigens unterstützen auch körpereigene antioxidativ wirkende Stoffe den Kampf gegen freie Radikale und damit die Abwehr, etwa bestimmte Eiweißstoffe und Enzyme.

Telomere und das Altern

An den Enden unserer Chromosomen befinden sich sogenannte Telomere, anhand derer sich wissenschaftlichen Erkenntnissen zufolge der Alterungsprozess bestimmen lässt. Mit jeder Zellteilung werden diese Enden ein kleines bisschen kürzer. Also können die Telomere etwas darüber aussagen, wie weit die Zellteilung fortgeschritten ist – und wann eine Zelle stirbt. Nämlich dann, wenn die Telomere aufgebraucht sind. Alterungsprozess und Telomerenabbau sind also untrennbar miteinander verbunden. Um auf den durch freie Radikale verursachten Stress zurückzukommen: Der trägt dazu bei, dass dieser Abbau schneller vonstattengeht.
Und jetzt die gute Nachricht: Sie können aktiv dafür sorgen, dass sich dieser Abbau verlangsamt. Besser noch: Er lässt sich nicht nur aufhalten, sondern sogar rückgängig machen – durch das Enzym Telomerase! Und hier kommt neben Bewegung und stressreduzierenden Maßnahmen die gesunde Ernährung ins Spiel.

Ein gesundes Gewicht

Das Idealgewicht liegt bei einem BMI zwischen 20 und 25 (Gewicht in kg : Größe in m^2). Ab 70 Jahren darf es etwas mehr sein. Doch ist der Bauchumfang viel wichtiger.

WICHTIG

EIN HOCH AUF NATÜRLICHE ANTIOXIDANTIEN

Das Gute an Antioxidantien, die in der Nahrung vorkommen: Man kann sie kaum überdosieren. Nahrungsergänzungsmittel hingegen schon. Der Markt ist fast unüberschaubar groß (und für die Hersteller sehr lukrativ). Ein Zuviel an Vitaminen aus der Apotheke kann der Körper in vielen Fällen nicht abbauen, und dann kehrt sich die segensreiche Wirkung um. Dennoch kann der Einsatz von künstlichen Nährstoffen in bestimmten Fällen geboten und sinnvoll sein. Halten Sie bitte im Zweifelsfall Rücksprache mit Ihrem Arzt.

Wenn Sie ein Maßband auf Höhe des Nabels anlegen, sollten Sie als Frau unter 80, als Mann unter 94 Zentimetern bleiben. Zeigt die Waage Idealgewicht an, das Maßband aber 88 Zentimeter (bei Männern 102 Zentimeter), nennt man das bauchbetontes Übergewicht und Sie sollten den Umfang reduzieren. Dabei gilt: Jeder Zentimeter weniger bringt mehr Gesundheit. Sie haben schon Ihr individuelles Idealgewicht (und Ihren Idealumfang)? Glückwünsch! Damit es auch so bleibt, machen Sie sich bitte mit den Grundlagen der gesunden Ernährung vertraut, die ich Ihnen auf den folgenden Seiten vorstelle. Und genießen Sie die Wohlfühl- und Genussrezepte.

Erfolglose Diäten gemacht?

Vermutlich haben Sie auch schon mal eine Diät gemacht und konnten nur relativ kurzfristig davon profitieren – ganz abgesehen davon, dass Sie sich dafür Ihr Lieblingsessen versagt haben, auf vertraute Gewohnheiten verzichten mussten und Ihnen obendrein die Freude am Essen abhandengekommen ist. Gerade damit könnte übrigens das Scheitern zusammenhängen: Die Gewohnheiten und Vorlieben sind letztlich stärker und gewinnen wieder die Oberhand.

So funktioniert Abnehmen

Eine Ernährungsumstellung muss Ihnen guttun. Durch Intervallfasten (▸ **siehe Seite 71**) können Sie schon einiges erreichen.

Darüber hinaus helfen:

- Genügend Zeit für die Gewichtsreduktion. An Hauruck-Diäten sind trotz anfänglicher Erfolge schon viele gescheitert.
- Realistische Ziele. Zum Idealgewicht in drei Wochen? Das klingt verlockend – funktionieren wird es in den meisten Fällen nicht – Stichwort Jo-Jo-Effekt.
- Zwei bis drei Mahlzeiten täglich – und die sollen gut schmecken.
- Nach jeder Mahlzeit gesättigt sein – es dürfen keinesfalls Hungergefühle aufkommen. Warum nicht hungern? Ganz einfach: Dann entwickeln wir leichter Heißhunger auf süße Kohlenhydrate, und die machen dick. Uralte Notprogramme in uns wollen um jeden Preis das Verhungern verhindern. Vier Stunden mindestens sollte das Sättigungsgefühl anhalten.
- Eine ganz auf Ihren Typ zugeschnittene Ernährung. Was essen Sie gern? Wie haben Sie sich bisher ernährt?

Eine gesunde Ernährung

Lange galt die Devise: Fünf kleine Mahlzeiten pro Tag sollst du essen. Vergessen Sie's! Diese Empfehlung ist einfach falsch. Zwei Mahlzeiten täglich reichen völlig – drei sollten es bei Bedarf maximal sein. Aber warum? Die Fastenpausen senken den Insulinspiegel. Außerdem ist der Verdauungsapparat nicht dazu gedacht, rund um die Uhr im Einsatz zu sein.

Für die Esslust zwischendurch

Wenn Sie sich auf die hier empfohlene Kost einlassen, gönnen Sie sich anfangs ruhig drei Mahlzeiten und gehen dann nach und nach zu zwei täglichen Mahlzeiten über. Sollte die Versuchung doch zwischendurch rufen, dann können folgende Tipps helfen:

- Wenn's gar nicht ohne Zwischenmahlzeit geht, dann probieren Sie Mandeln, Walnüsse oder Pistazien.
- Trinken Sie einen leckeren Tee oder Kaffee, wenn sich der kleine Hunger meldet.
- Bei welchen Gelegenheiten neigen Sie dazu, sich eine kleine Zwischenmahlzeit zu gönnen? Einsamkeit? Überlegen Sie sich Alternativen zum Frustessen (einmal um den Block gehen und frische Luft schöpfen), essen Sie ein paar Nüsse oder trinken Sie einen Schluck.

Ausreichend trinken!

Die Flüssigkeitsaufnahme sollte bei mindestens 1,5 Liter täglich liegen. Am besten Wasser oder Kräutertee. Mit zunehmendem Alter vernachlässigen viele Menschen das ausreichende Trinken, ein Durstgefühl stellt sich kaum ein. Also Vorsicht! Sie können sich die tägliche Wassermenge zu Hause in einer hübschen Karaffe bereitstellen, dann haben Sie immer im Blick, wie viel Sie noch trinken müssen.
Übrigens: Durst kann der Körper leicht mit Hunger verwechseln. Also erst mal einen Schluck Wasser trinken!

Eiweiß ist die Nummer eins

Natürlich braucht unser Körper auch Kohlenhydrate und Fett. Doch an erster Stelle sollte bei einer gesunden Ernährung Eiweiß stehen. Ein Gramm Eiweiß pro Kilogramm Körpergewicht brauchen wir am Tag. Mehr empfiehlt sich nur bei intensivem Krafttraining. Andernfalls macht Eiweiß dick. Eine Frau, die 60 Kilogramm wiegt, sollte daher 60 Gramm Eiweiß am Tag verzehren. Eiweißhaltige Lebensmittel sind neben Eiern (ein Ei enthält 6 bis 8 Gramm Eiweiß) und Milch auch Fisch und Fleisch. Besonders hochwertig ist pflanzliches Eiweiß etwa aus Hülsenfrüchten (Bohnen, Erbsen, Linsen und Lupinen). Eiweiß sättigt übrigens ganz wunderbar! Und seine Bausteine, die Ami-

TIPP

WASSER TO GO

Legen Sie sich eine Trinkflasche für den Dauergebrauch zu. Es gibt sie aus Glas, Edelstahl (zum Isolieren warmer und kalter Getränke) und BPA-freiem (wichtig!) Kunststoff. Um Ihr Leitungswasser zu optimieren, können Sie zu Hause einen Filter anbringen (zum Beispiel Aktivkohle) – damit sparen Sie gegenüber Mineralwasser nicht nur das Schleppen, sondern auch noch eine Menge Geld!

nosäuren, machen den Muskelaufbau überhaupt erst möglich.
Eiweißmangel ist absolut gefährlich: Die Muskulatur wird abgebaut und der Weg in die Pflegebedürftigkeit geebnet.

Weniger ist mehr – aber Vorsicht!

Im Alter ist der Grundumsatz niedriger. Wer sich dann so ernährt wie mit 30, wird zunehmen. Man sollte also weniger essen. Allerdings besteht dadurch die Gefahr, dass man zu wenig Nährstoffe abbekommt, denn deren Bedarf sinkt keineswegs. Gerade um degenerativen Prozessen vorzubeugen, braucht es jetzt all die Stoffe in der Ernährung, die für ein gesundes Leben sorgen. In jüngeren Jahren steckt man manches noch eher weg, ein Zuviel an Alkohol ist beispielsweise am nächsten Tag relativ schnell abgebaut. Später dehnen sich die Nachwirkungen noch lange in den nächsten Tag hinein aus – ein Zeichen dafür, dass man dem Körper im Alter immer weniger Belastendes zumuten, ihm aber viel Gutes tun sollte. Mangelernährung bei Menschen über 65 ist nicht selten. Daher sollten Sie darauf achten, dass Sie genügend Eiweiß sowie Mikronährstoffe (also Vitamine, Mineralstoffe und Spurenelemente) zu sich nehmen und sich ausreichend mit Antioxidantien wie den Vitaminen C, E und Karotinoiden sowie antioxidativen Peptiden (Glutathion und Carnosin) und Enzymen (Superoxiddismutase, Glutathionperoxidase und Katalase) versorgen. Die Rezepte dazu finden Sie ab Seite 73, mit allen Angaben zu Eiweiß-, Fett- und Kohlenhydratmengen.

Bioaktive Pflanzenstoffe

Neben all den Vitaminen, Mineralstoffen und Spurenelementen, die sie uns zur Verfügung stellen, enthalten Gemüse und Obst auch bioaktive Pflanzenstoffe, die sogenannten sekundären Pflanzenstoffe. Sie stärken unter anderem die Immunfunktion, fangen freie Radikale ab und regen den Stoffwechsel an. Zu ihnen gehören die Karotinoide, die sich in gelb- und rotfarbigem Gemüse und Obst finden, und die Flavonoide, die der Roten Bete ihre Farbe verleihen – einer Wohltat fürs Herz-Kreislauf-System.

Kohlenhydrate sind unverzichtbar

Sie sind es, die unser Gehirn und die roten Blutkörperchen mit Energie versorgen! Wir brauchen Kohlenhydrate also, um körperlich und geistig arbeiten zu können. Das ist der Grund, weshalb wir bei einem nachmittäglichen Tief gern mal zu Kuchen greifen – schnell fühlen wir uns wieder fit. Dass es dabei nicht allzu lange bleibt (es sei denn, wir gönnen uns das nächste Stück), liegt daran, dass Süßes aus raffinierten Kohlenhydraten (Disacchariden) besteht, die zwar schnell in die Blutbahn gelangen – und so für den gewünschten Kick sorgen –, aber eben nur kurz. Also Hände weg von Süßigkeiten und Weißmehlprodukten.

Um Ihren Kohlenhydratbedarf zu decken, reichen üppiger Gemüseverzehr, einige Nüsse und Hülsenfrüchte. Nur bei viel Bewegung brauchen Sie mehr. Essen Sie dann Vollkornreis, Vollkornnudeln und Vollkornbrot oder auch Kartoffeln und Obst. Und das Gute ist: Dabei bekommen Sie gleich noch Mikronährstoffe in Fülle mit, außerdem gesunde Fette sowie Ballaststoffe.
Mit Reis, Nudeln, Brot und Haferflocken sollten Sie trotzdem zurückhaltend umgehen, auch wenn sie aus Vollkorn bestehen. Die »Dosierung« erfolgt nach Verbrauch durch Bewegung.

MEIN PERSÖNLICHER TIPP

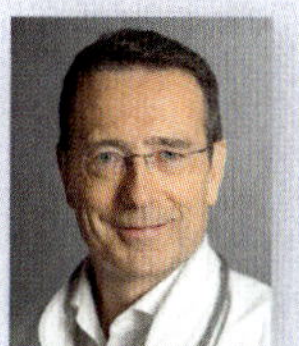

SIE MÜSSEN NICHT LEIDEN

Es gibt keine Zwänge!
Wenn Sie keine Bohnen mögen, dann ersetzen Sie diese durch andere eiweißhaltige Lebensmittel!
Und mit Leckereien, bei denen (weitgehender) Verzicht wirklich sinnvoll ist, geben Sie sich ein wenig Zeit!
Wenn Sie **Süßigkeiten** einschränken wollen, dann legen Sie sich eine kleine tägliche Ration bereit – und belassen Sie es dabei. Süße Hörnchen vom Discounter enthalten Unmengen an Zucker. Steigen Sie auf solche aus dem Bioladen um. Die sind auch gesüßt, aber weit weniger. Bereits nach ein bis zwei Wochen empfinden Sie die geringeren Zuckermengen als richtig. Das gilt genauso für den Verzicht auf Zucker im Kaffee. Erst schmeckt es ungewohnt, aber nach einiger Zeit brauchen Sie den Zucker nicht mehr.
Das Gleiche gilt für **Fruchtzucker.** Im Übermaß führt er zu Leberverfettung, Diabetes und erhöhten Blutfetten. Die Nahrungsmittelindustrie mischt Unmengen davon in ihre Produkte – deklariert als Isoglucose, Fruktose oder Fruchtzucker. Entwöhnen Sie sich nach und nach vom Zucker – er ist einer der Dickmacher schlechthin und ungesund. Auch auf die gesünderen Alternativen wie Ahornsirup oder Stevia sollten Sie längerfristig verzichten, denn sie halten das Verlangen nach Süßem aufrecht und sind voller Fruchtzucker.
Beim **Alkohol** können Sie so verfahren: Statt zwei Gläsern trinken Sie ein Glas Wein. Und steigen Sie öfter mal auf ein alkoholfreies Bier um.
Beobachten Sie sich selbst, wie Sie mit solchen Änderungen umgehen und ob sie Ihnen guttun.

INFO

FETT – WIE VIEL? WOVON?

- 1 Gramm Fett pro Kilogramm Körpergewicht ist für einen Erwachsenen die richtige Menge.
- Achten Sie bei den mehrfach ungesättigten Fettsäuren auf ein Verhältnis der Omega-6-Fettsäuren zu den Omega-3-Fettsäuren von 3 : 1. Meist ist der Anteil der Omega-6-Fettsäuren noch viel zu hoch.
- Das Verhältnis zwischen ungesättigten und gesättigten Fettsäuren sollte 2 : 1 betragen.

Warum Ballaststoffe?

Neben all den Makro- und Mikronährstoffen braucht unser Körper Ballaststoffe, also die unverdaulichen Nahrungsbestandteile, für eine gut funktionierende Verdauung, speziell wenn die Nahrungsmittel den Dickdarm passieren. Ballaststoffe sind von faseriger Struktur und regen die Peristaltik an – jenen Mechanismus des Dickdarms, der den Nahrungsbrei durch Kontraktionen voranschiebt. Was nur bei ausreichender Flüssigkeitszufuhr geschieht, andernfalls kommt es zu Verstopfung. Ein weiterer Grund mehr, in reifen Jahren ausreichend zu trinken, denn auch die Darmbewegungen nehmen im Alter an Kraft ab.

Ballaststoffe gibt es nur in pflanzlichen Lebensmitteln. Roggen etwa enthält besonders viele Ballaststoffe, Nüsse ebenfalls – und natürlich Gemüse und Obst.
Segensreiche Wirkungen der Ballaststoffe sind darüber hinaus, dass sie die gesunde Darmflora unterstützen, für ein Sättigungsgefühl sorgen und den Cholesterinspiegel senken. Übrigens: Geht es den guten Darmbakterien schlecht, dann sind wir anfälliger für Krankheiten.

Gute Fette – schlechte Fette

Noch so ein Wort, das die falschen Assoziationen weckt – nämlich: Fett ist »schlecht«. Aber auch hier lässt sich erklären, woher dieser Ruf kommt: nämlich von den Transfettsäuren. In bestimmten Margarinen und Backfetten sowie damit gefertigten Produkten sind sie enthalten. Also verzichten Sie unbedingt auf alles, worauf steht: »pflanzliches Fett teilweise gehärtet«. Diese Produkte erhöhen unter anderem das Risiko für Herz-Kreislauf-Erkrankungen. Und jetzt die guten Fette, unbedingt zu empfehlen:

- einfach ungesättigte Fettsäuren beispielsweise in Oliven- und Rapsöl,
- mehrfach ungesättigte Fettsäuren in pflanzlichen Ölen (etwa Raps-, Lein- oder Hanföl),
- tierisches Fett (etwa Fisch).

Keine Angst vor gesättigten Fettsäuren, enthalten in Butter und Käse. Sie wurden durch neues Forschungsergebnisse rehabilitiert.

INTERVALLFASTEN – DIE KUNST DER ESSENSPAUSE

Zwei, maximal drei Mahlzeiten am Tag erlauben es dem Körper, von seinen Reserven zu zehren. Dazu muss zwischen zwei Mahlzeiten mindestens eine Essenspause von fünf Stunden sein.

Lange Essenspausen sind nachts kein Problem, da kommen wir locker auf über fünf Stunden. Tagsüber allerdings ist das schon ein bisschen schwieriger. Sie können aber von den Vorzügen profitieren, wenn Sie zweimal wöchentlich fasten. Am besten, Sie beschränken sich für die beiden Tage des Intervallfastens auf zwei Mahlzeiten.
Wenn Sie über einen längeren Zeitraum immer wieder Intervallfasten machen wollen, bleiben Sie bei Ihrem Rhythmus, der Körper gewöhnt sich daran und stellt sich darauf ein. Und Hungergefühle verschwinden mit der Zeit. Weitere Vorzüge des Intervallfastens sind unter anderem: Entzündungen können zurückgehen und Sie erhalten einen Schutz vor Diabetes Typ 2.

BITTE VIEL TRINKEN!

Die Aufforderung, viel zu trinken, bezieht sich selbstverständlich nicht auf Getränke, die viel Zucker enthalten. Auf Gemüse- und Obstsäfte, so gesund sie sein mögen, sollten Sie in den Fastenphasen auch verzichten. Bleiben Sie bei Wasser oder ungesüßten Kräutertees.

WICHTIG

(INTERVALL)FASTEN BEDEUTET NICHT, ZU HUNGERN

Beim Intervallfasten darf zu keiner Zeit ein Hungergefühl aufkommen. Wenn Sie es mit dem Fasten ernst meinen, dürfen Sie sich, anders als beim »normalen« Essen, auch zwischendurch nicht den kleinsten Snack gönnen. Also achten Sie unbedingt auf satt machende Lebensmittel, damit Sie fünf Stunden lang oder mehr nicht von einem knurrenden Magen in Versuchung geführt werden und Ihre Prinzipien über Bord werfen.

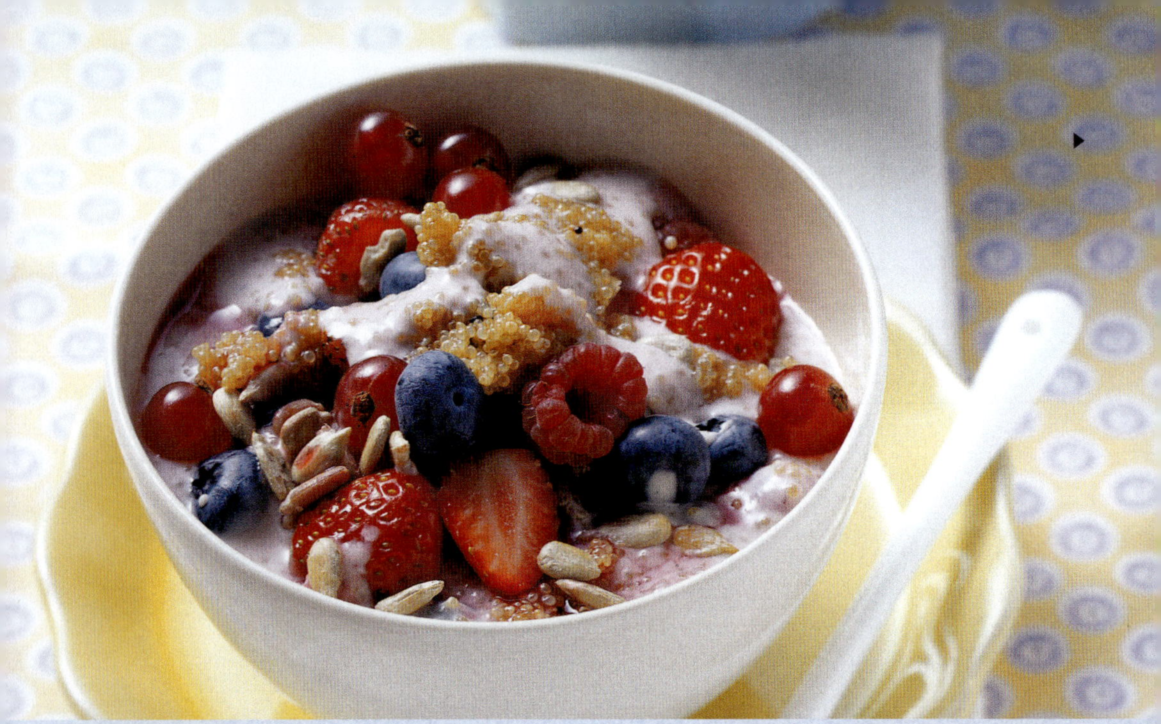

REZEPTE FÜR BESSERESSER

Ihr Essen soll nicht nur gesund sein, sondern auch schmecken! Hier finden Sie eine Auswahl köstlicher Rezepte, die diese Voraussetzungen erfüllen – vor allem, wenn Sie für die Zubereitung Produkte aus dem Reformhaus und Bioware verwenden.
Die Angaben zu Eiweiß-, Fett- und Kohlenhydratgehalt finden Sie immer beim jeweiligen Rezept. So können Sie sich schnell einen Eindruck verschaffen, wie viele der gesunden Makronährstoffe Sie Ihrem Körper mit jeder Mahlzeit zuführen.

Für jeden das Richtige

Ob Sie gern Fleisch essen, manchmal Fisch oder Vegetarier sind – es ist für jeden etwas Schmackhaftes dabei, vom Frühstück über leckere Getränke bis zur sättigenden Mittags- und Abendmahlzeit. Guten Appetit!

BEERENMÜSLI MIT AMARANT

50 g Amarant | 200 g frische Beeren (z.B. Erdbeeren, Heidelbeeren, Johannisbeeren) | 300 g Naturjoghurt (1,5 % Fett) | 1 TL Ahornsirup | 1 EL Granatapfeldirektsaft | 1 EL Preiselbeerdirektsaft | 1 EL Sonnenblumenkerne

Für 2 Portionen | 35 Min. Zubereitung
Pro Portion: 225 kcal, 11 g E, 7 g F, 28 g KH

1 Amarant mit 100 ml lauwarmem Wasser in einem Topf zum Kochen bringen und bei geringer Hitze in 35 Minuten weich garen. Anschließend in ein Sieb abgießen, eiskalt abschrecken und gut abtropfen lassen.

2 Inzwischen die Beeren verlesen, kurz kalt abbrausen, auf einem Küchenpapier abtropfen lassen, putzen und eventuell halbieren oder vierteln. Einige der schönsten Beeren für die Dekoration beiseitelegen.

3 Den Joghurt mit Ahornsirup, Granatapfel- und Preiselbeersaft verrühren. Die Beeren dann vorsichtig unterheben.

4 Sonnenblumenkerne in einer beschichteten Pfanne 2–3 Minuten rösten, bis sie angenehm duften. Die Kerne aus der Pfanne heben und auf einem Teller abkühlen lassen. Vorsicht, sie können sehr heiß sein!

5 Amarant unter das Beerenmüsli rühren, und in Portionsschälchen füllen. Das Müsli mit Sonnenblumenkernen bestreuen und mit den Deko-Beeren garniert servieren.

VANILLE-MILCHREIS

120 g Milchreis (Rundkornreis) | 550 ml Milch (1,5 % Fett) | 1 Vanilleschote | 1 dünne Scheibe Ingwer, geschält | je 1 Stück Bio-Zitronen- und Orangenschale | 1–2 EL Zucker | 2–3 EL Kokoschips

Für 2 Portionen | 25 Min. Zubereitung
Pro Portion: 430 kcal, 11 g E, 12 g F, 67 g KH

1 Milchreis mit der Milch in einem Topf zum Kochen bringen. Vanillestange der Länge nach halbieren, das Mark herauskratzen. Vanilleschote mit Mark, Ingwer, Zitronen- und Orangenschale und dem Zucker zum Milchreis geben. Abgedeckt bei geringer Hitze etwa 18 Minuten köcheln lassen, dabei immer wieder umrühren. Vom Herd nehmen und weitere 5 Minuten ziehen lassen. Die Aromageber entfernen.

2 Inzwischen die Kokoschips in einer Pfanne ohne Fett in etwa 1 Minute goldbraun rösten. Den Milchreis heiß, lauwarm oder kalt mit den Kokoschips bestreut servieren.

▲

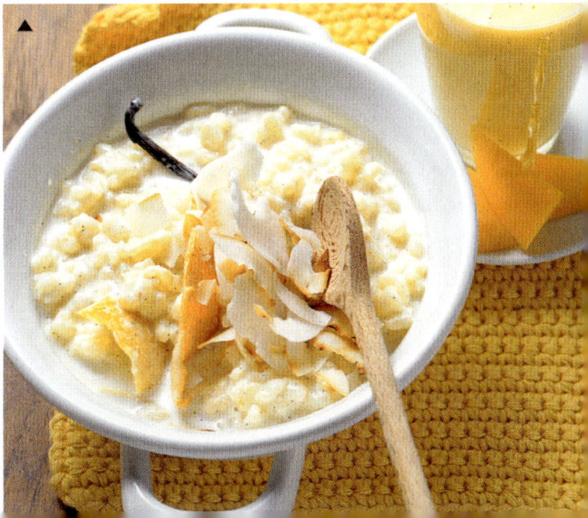

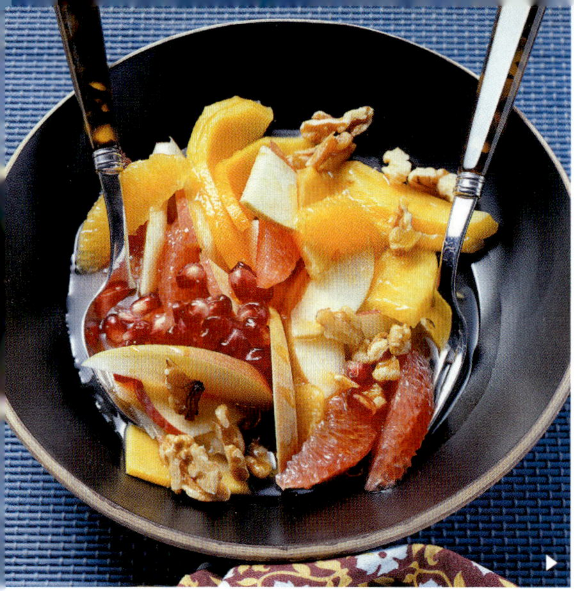

BIRCHER APFELMÜSLI

600 ml Milch (1,5 % Fett) | 200 g gemischte Flocken (Hafer, Gerste, Weizen und Roggen) | 40 g Rosinen | 30 g Haselnusskerne | 1 Möhre | 1 roter Apfel | 1 EL Ahornsirup | 100 g Naturjoghurt (3,5 % Fett)
Außerdem: Gemüsehobel oder Vierkantreibe

Für 2–3 Portionen | 10–15 Min. Zubereitung | Ruhezeit: über Nacht
Pro Portion: 400 kcal, 18 g E, 14 g F, 52 g KH

1 Milch im Topf zum Kochen bringen, Flocken einrühren und kurz aufkochen lassen. Rosinen dazugeben, durchrühren und die Mischung in eine Schüssel umfüllen. Die Flockenmilch abkühlen lassen, abdecken und am besten über Nacht im Kühlschrank quellen lassen.
2 Die Haselnusskerne grob zerkleinern. Die Möhre und den Apfel waschen. Möhre schälen und mit dem Gemüsehobel fein reiben. Den Apfel mit Schale bis aufs Kerngehäuse mit dem Gemüsehobel grob reiben.
3 Die Flockenmilch mit Möhren- und Apfelraspeln, Nüssen, Ahornsirup und Joghurt verrühren. In Schälchen anrichten und servieren.

OBSTSALAT MIT WALNÜSSEN

1 roséfarbene Grapefruit | 2 Orangen | 1 Granatapfel (180 g) | 1 reife Mango ohne Stein (150 g) | 1 Apfel (140 g) | 20 g Walnusskerne | ein paar Tropfen Leinöl

Für 2 Portionen | 10–15 Min. Zubereitung
Pro Portion: 315 kcal, 5 g E, 10 g F, 51 g KH

1 Grapefruit und Orangen gründlich schälen, sodass auch die weiße Haut entfernt wird. Zum Filetieren über eine Schüssel halten, um den Saft der Früchte aufzufangen. Die Filets mit einem scharfen Messer vorsichtig aus den Trennhäuten herausschneiden.
2 Das Obst vorbereiten und gleich unter die Zitrusfrüchte mischen: Granatapfel in Stücke schneiden und Kerne herauslösen. Die Mango schälen und in mundgerechte Stücke schneiden. Den Apfel waschen, vierteln, Kerngehäuse entfernen und in Scheiben schneiden. Die Walnusskerne grob hacken.
3 Den bunten Obstsalat mischen, portionsweise in Schälchen füllen, mit Walnüssen bestreuen, mit ein paar wenigen Tropfen Leinöl beträufeln und servieren.

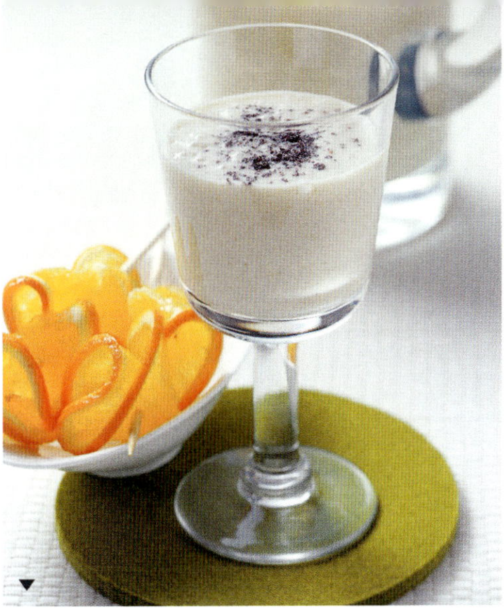

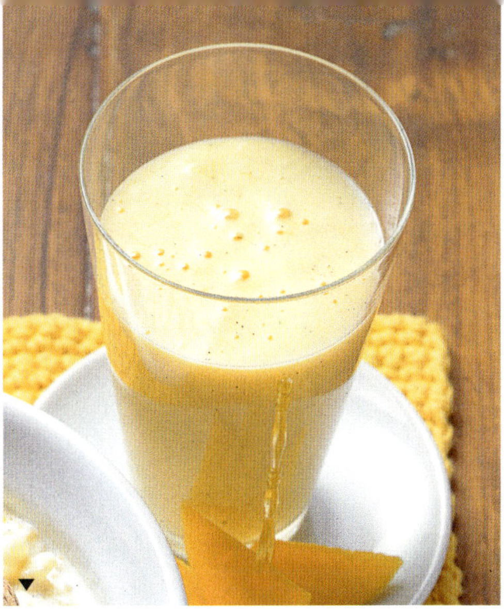

SOJADRINK

400 ml kalte Sojamilch | 1 reife Banane | 1 Kaki (200 g) | 1 Orange | 1 TL geriebener Blaumohn
Außerdem: 2 Holzspieße

Für 2 Portionen | 8–10 Min. Zubereitung
Pro Portion: 270 kcal, 9 g E, 5 g F, 44 g KH

1 Sojamilch in ein hohes Gefäß geben.

2 Banane und Kaki schälen und in grobe Stücke schneiden. Orange halbieren, eine Hälfte entsaften (ergibt etwa 50 ml), die andere mit der Schale in Scheiben schneiden. Orangensaft mit der Banane zur Sojamilch geben.

3 Das Obst mit einem Pürierstab schaumig mixen. Den Sojadrink in zwei Gläser füllen und mit Blaumohn bestreuen. Die Orangenscheiben schließlich auf die Holzspieße stecken, den Sojadrink damit nach belieben garnieren und frisch servieren.

MANGOBUTTERMILCH

1 reife Mango (400 g) | 1 Vanilleschote | 500 ml kalte Buttermilch
Außerdem: 2 Holzspieße

Für 2 Portionen | 10 Min. Zubereitung
Pro Portion: 145 kcal, 7 g E, 2 g F, 26 g KH

1 Mango schälen und Fruchtfleisch vom Kern schneiden. Etwa 260 g davon in grobe Stücke schneiden und in ein hohes Gefäß geben. Vanilleschote längs aufschneiden und das Mark mit dem Messerrücken herauskratzen. Buttermilch und Vanillemark zur Mango geben und mit dem Pürierstab schaumig mixen.

2 Das übrige Fruchtfleisch in mundgerechte Stücke schneiden oder auf die Spieße stecken.

3 Die Mangobuttermilch in hohe Gläser füllen, das restliche Fruchtfleisch zufügen und mit den Mangospießen dekoriert servieren.

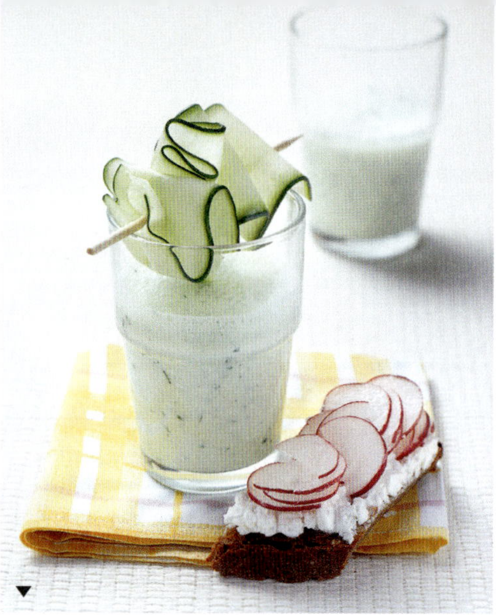

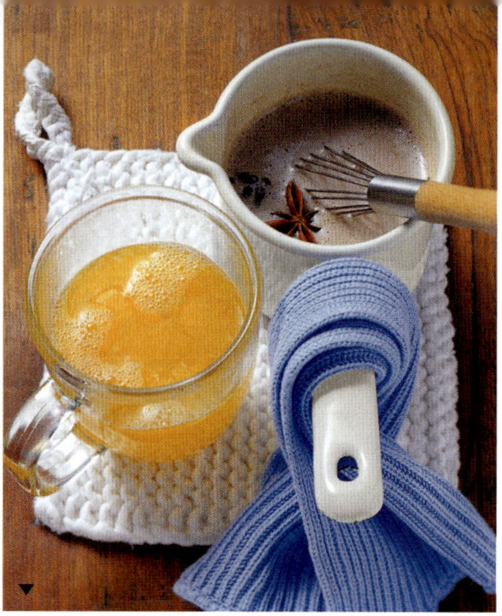

GURKEN-KEFIR-DRINK

250 g Salatgurke | 250 g kalter Kefir | 1 EL Naturjoghurt (1,5 % Fett) | Meersalz | Pfeffer aus der Mühle | 1 Stängel Dill | 1 TL Olivenöl
Außerdem: 2 Holzspieße | 1 Gurke zur Deko

Für 2 Portionen | 15 Min. Zubereitung
Pro Portion: 265 kcal, 7 g E, 14 g F, 28 g KH

1 Salatgurke waschen, die Enden abschneiden und mit der Schale in grobe Stücke schneiden. Gurkenstücke in ein hohes Gefäß geben. Kefir und Naturjoghurt dazugeben und mit einem Pürierstab schaumig mixen. Mit Meersalz und Pfeffer abschmecken.

2 Dill waschen, trocken schütteln. Spitzen fein schneiden und unter den Drink rühren.

3 Nach Belieben 1 weitere Gurke zur Dekoration in dünne Scheiben schneiden und längs auf Holzspieße fädeln. Den Gurkenkefir in Gläser füllen, mit je ½ TL Olivenöl beträufeln und den Gurkenspieß auf den Rand des Glases legen.

INGWER-MANDARINEN-TEE

1 Stück frischer Ingwer (15 g) | 2 Mandarinen | 2 TL Reissirup | Nach Belieben 1–2 Sternanis

Für 2 Portionen | 25 Min. Zubereitung
Pro Portion: 30 kcal, 0 g E, 1 g F, 7 g KH

1 Ingwer schälen und in dünne Scheiben schneiden. Diese mit etwas Wasser in kleinem Topf zum Kochen bringen, nach Belieben Sternanis einlegen und bei geringer Hitze etwa 20 Minuten ziehen lassen.

2 Mandarinen mit einer Zitruspresse entsaften. Den heißen Tee mit dem Saft und Reissirup verfeinern. Den Tee durch ein feines Sieb passieren und das Getränk noch warm servieren.

WAFFELN MIT KIRSCHEN

Für die Kirschsauce
200 g Kirschen (auch aus dem Glas) | 100 ml schwarzer Johannisbeersaft | 2 EL Akazienhonig | 1 dünne Ingwerscheibe, geschält | ausgekratzte Vanilleschote | etwa 1,5 g Johannisbrotkernmehl | 1 kleines Stück Bitterschokolade (85 % Kakao)
Für die Waffeln
2 Eier (M) | 60 g Sauerrahm (10 % Fett) | 40 g Sahne | 1 Prise Salz | 1 Msp. gemahlener Zimt | ein paar Tropfen Zitronensaft | 20 g Zucker | 50 g Weizenvollkornmehl | 20 g flüssige, lauwarme Butter | flüssiges Butterschmalz | Puderzucker zum Bestäuben
Außerdem: 1 rundes Waffeleisen

Für 2–3 Portionen | 20–25 Min. Zubereitung
Pro Portion: 355 kcal, 8 g E, 20 g F, 37 g KH

1 Kirschen waschen, Stiele entfernen, halbieren und entkernen.

2 Johannisbeersaft mit 100 ml kaltem Wasser in einem Topf erwärmen. Honig, Ingwer und Vanilleschote dazugeben. Johannisbrotkernmehl einrühren, zum Kochen bringen und die Sauce in 3–4 Minuten bei geringer Hitze unter ständigem Rühren sämig einkochen lassen. Zum Schluss die Schokolade dazugeben und schmelzen lassen. Die Kirschen hineinlegen und den Topf vom Herd ziehen.

3 Eier trennen, Eigelbe in einer Schüssel mit Sauerrahm, Sahne, Salz, Zimt und Zitronensaft verrühren. Eiweiße in einer zweiten fettfreien Schüssel mit dem Handrührgerät steif aufschlagen, dabei nach und nach den Zucker dazugeben. Mehl und Eiweiß vorsichtig unter die Sauerrahmmischung geben und zum Schluss die lauwarme Butter einrühren.

4 Das Waffeleisen aufheizen, ganz leicht mit Butterschmalz einpinseln und etwa ein Drittel des Teigs einfüllen. Waffeln in 2 Minuten goldbraun backen, herausnehmen und den restlichen Teig ebenso ausbacken. Die Masse reicht für 3 Waffeln von etwa 17 cm Durchmesser.

5 Die Sauerrahmwaffeln nach Geschmack mit Puderzucker bestäuben und mit der Kirsch-Schoko-Sauce servieren.

▲

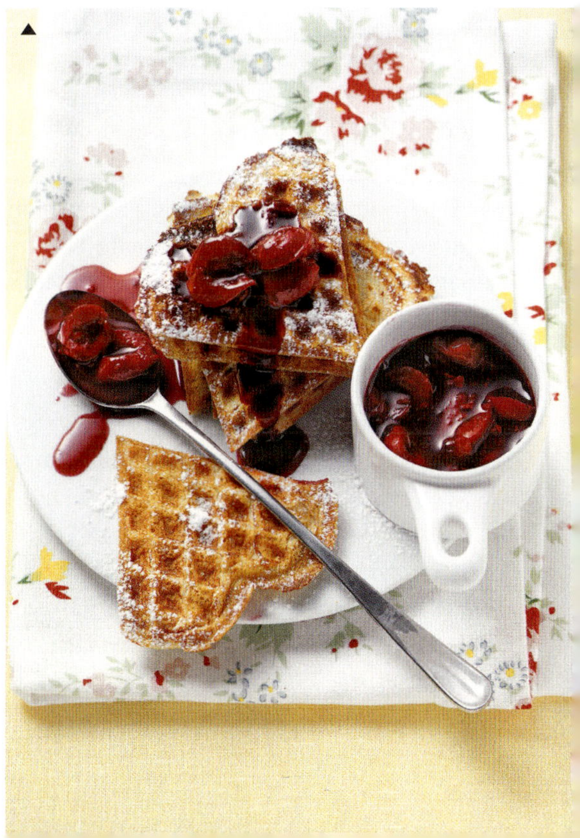

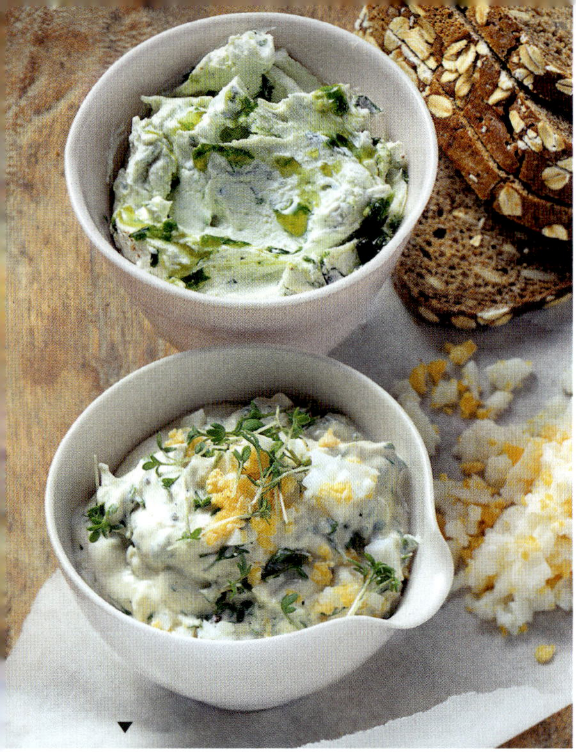

KRESSEQUARK MIT EI

1 Ei (M) | 100 g Magerquark | 50 g Sauerrahm (10 % Fett) | 1 TL mittelscharfer Senf | 1 Beet Gartenkresse | Salz | Pfeffer aus der Mühle | 1 Msp. Cayennepfeffer

Für 2–3 Portionen | 10 Min. Zubereitung
Pro Portion: 80 kcal, 8 g E, 4 g F, 3 g KH

1 Zunächst das Ei in einem Topf in etwas Wasser 10 Minuten hart kochen. Anschließend das Wasser abgießen, das Ei eiskalt abschrecken, pellen und fein hacken.
2 In der Zwischenzeit in einer Schüssel den Magerquark, Sauerrahm und mittelscharfen Senf zu einer glatten Creme verrühren.
3 Die Gartenkresse mit einer Küchenschere abschneiden, mit der Quarkcreme verrühren und das Ganze mit Salz, Pfeffer und Cayennepfeffer fein abschmecken.
4 Zum Schluss das gehackte Ei unterheben, auf zwei Schälchen verteilen und mit Bauern- oder Vollkornbrot servieren.

RUCOLA-FRISCHKÄSE

1 Bund Rucola (etwa 40 g) | 100 g Frischkäse (Doppelrahmstufe) | 150 g Magerquark | 1 TL Arganöl | 4 getrocknete, in Öl eingelegte Tomaten (30 g) | 8 entsteinte schwarze Oliven (30 g) | Salz | Pfeffer aus der Mühle

Für 2–3 Portionen | 10 Min. Zubereitung
Pro Portion: 255 kcal, 13 g E, 13 g F, 22 g KH

1 Rucola waschen, trocken schütteln, grobe Stiele entfernen und Blätter grob schneiden. Frischkäse, Quark, Rucola und Arganöl in einer Schüssel glattrühren. Getrocknete Tomaten und Oliven klein schneiden, unter den angemachten Frischkäse rühren und das Ganze mit Salz und Pfeffer fein abschmecken.

PAPRIKA-AUBERGINEN-AUFSTRICH

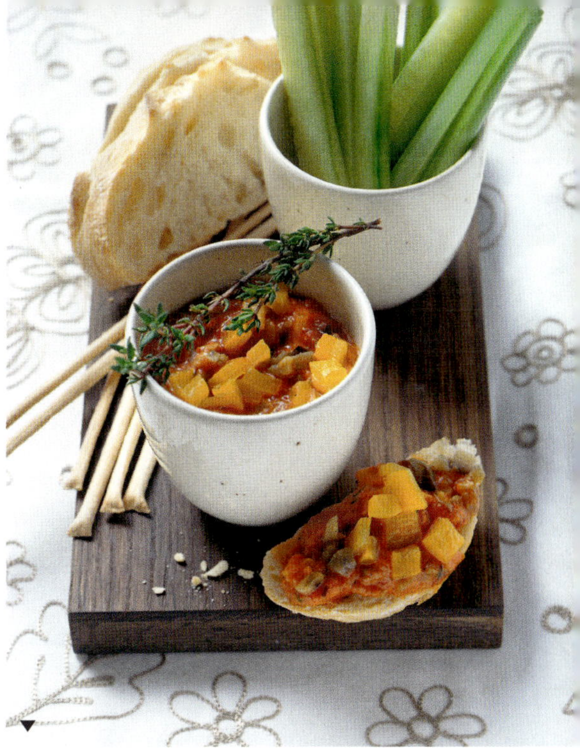

1 rote Paprikaschote (200 g) | 1 gelbe Paprikaschote (200 g) | 7 EL Olivenöl | 1 Aubergine (260 g) | Meersalz | 1 Knoblauchzehe | 3 Zweige frischer Thymian | Pfeffer aus der Mühle | 1 Msp. Cayennepfeffer

Für 2–3 Portionen | 45–50 Min. Zubereitung
Pro Portion: 245 kcal, 2 g E, 24 g F, 5 g KH

1 Backofen auf Grillfunktion vorheizen. Paprika waschen, halbieren, entkernen und die Samenwände entfernen. Die Hälften der Länge nach halbieren. Ein Backblech mit 1 EL Olivenöl bestreichen. Paprika mit der Hautseite nach oben auf das Blech setzen und mit 1 EL Olivenöl beträufeln. Backblech in den Ofen (Mitte) schieben und die Paprika 15–16 Minuten grillen. Dabei wird die Haut schwarz und platzt auf.

2 Aubergine waschen, putzen, Stielansatz entfernen und in kleine Würfel schneiden. 3 EL Olivenöl in einer Pfanne erhitzen, Auberginenwürfel hineingeben und mit 1 Prise Salz würzen. Knoblauch andrücken, abziehen, halbieren und zu den Auberginen geben. Diese unter Rühren in 15 Minuten bei geringer Hitze weich braten. Aus der Pfanne heben, auf einem Küchenpapier abtropfen und auskühlen lassen.

3 Die Paprika aus dem Ofen nehmen, etwa 10–15 Minuten lang mit feuchtem Küchenpapier belegen und auskühlen lassen. Durch die Feuchtigkeit lässt sich die Haut leichter abziehen. Nach der Einwirkzeit die Paprikahaut abziehen. Die rote Paprika grob zerkleinern und in ein hohes Gefäß geben. 2 EL Olivenöl dazugeben und mit dem Pürierstab zu Paprikamark mixen. Gelbe Paprika in kleine Würfel schneiden.

4 Thymian waschen, trocken schütteln und einige Spitzen zur Dekoration beiseitelegen. Den Rest abzupfen und fein schneiden. Paprika- und Auberginenwürfel unter das Paprikamark rühren. Mit Meersalz, Pfeffer, Cayennepfeffer pikant abschmecken und mit Thymian verfeinern. Den Aufstrich in Portionsschälchen füllen, mit dem Thymian garnieren und servieren. Dazu passen getoastetes Ciabatta-Brot, Gemüsesticks oder Grissini. Auch roher oder gekochter Schinken schmeckt gut dazu.

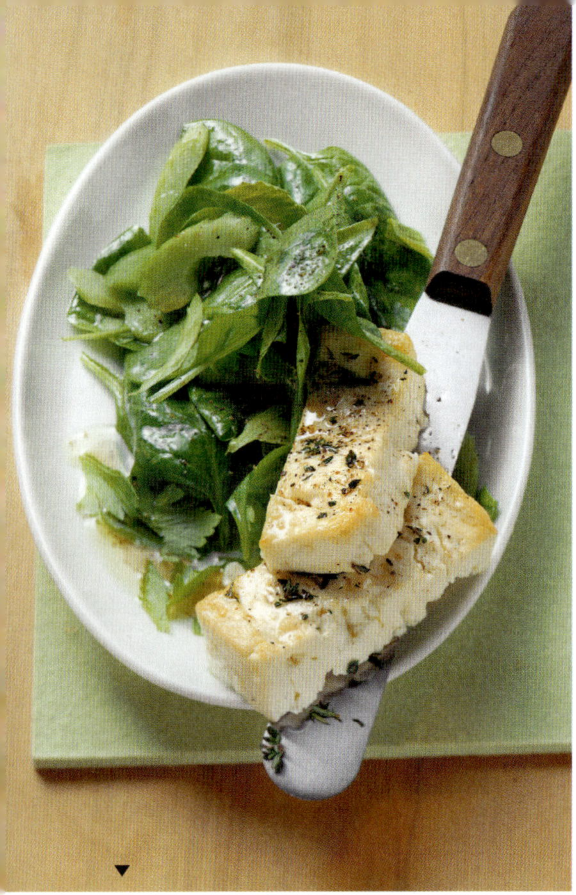

SPINATSALAT MIT SCHAFKÄSE

150 g junger Blattspinat | 2 Stangen Staudensellerie mit Grün (150 g) | 4 EL Zitronensaft | 1 EL Ahornsirup | 3 EL Olivenöl | 2 EL Walnussöl | Salz | Pfeffer aus der Mühle | 200 g Schafskäse | 1–2 Zweige frischer Thymian

Für 2 Portionen | 20 Min. Zubereitung
Pro Portion: 480 kcal, 21 g E, 41 g F, 7 g KH

1 Den Backofen auf Grillfunktion vorheizen. Blattspinat putzen, eventuell grobe Stiele entfernen, gründlich waschen und in einer Salatschleuder trockenschleudern beziehungsweise in einem Sieb gut abtropfen lassen. Den Staudensellerie waschen und putzen. Blätter abzupfen und in kaltes Wasser legen. Die Stangen schräg in dünne Scheiben schneiden.

2 Zitronensaft, Ahornsirup, 2 EL Olivenöl und Walnussöl in einer Schüssel gut verrühren und mit Salz und Pfeffer abschmecken.

3 Den Schafkäse in vier etwa gleich große Stücke schneiden, in eine ofenfeste Form legen und mit dem restlichen Olivenöl beträufeln. Im Backofen (Mitte) in 7 Minuten goldbraun übergrillen.

4 Die Sellerieblätter auf einem Küchenpapier abtropfen lassen und in kleine Stücke zupfen. Den Spinatsalat mit Staudensellerie, Sellerieblättern und der Marinade mischen, nach Belieben mit Salz und Pfeffer abschmecken.

5 Den Thymian waschen, trocken schütteln, Blättchen abzupfen und fein schneiden.

6 Den Schafkäse aus dem Ofen nehmen, mit Thymian und gemahlenem Pfeffer bestreuen. Zusammen mit dem Spinatsalat auf Tellern anrichten und warm servieren.

HÄHNCHEN-TRAUBEN-SALAT

2 Hähnchenkeulen mit Knochen (à 280 g) | Salz | Pfeffer aus der Mühle | 2 EL Rapsöl | 1 Bund Suppengemüse | 1 Tomate | 1 kleine Knoblauchzehe | 5 Wacholderbeeren | 1 TL Pfefferkörner | 5 Pimentkörner | 1 Lorbeerblatt | 40 g Walnusskerne | 300 g Chinakohl | 100 g blaue Weintrauben | 1 Orange | 2 EL Crème fraîche | 2 EL Naturjoghurt (1,5 % Fett) | einige Spritzer Zitronensaft | 2 Prisen Zucker

Für 2 Portionen | 25–30 Min. Zubereitung | 1 Std. 20 Min. Garzeit
Pro Portion: 555 kcal, 58 g E, 27 g F, 20 g KH

1 Hähnchenkeulen unter kaltem Wasser abbrausen, mit Küchenpapier trocken tupfen und mit Salz und Pfeffer würzen. Öl in einer Pfanne erhitzen, Hähnchenkeulen hineinlegen und von beiden Seiten in 3 Minuten goldbraun anbraten.

2 In einem Topf mit 1 l Wasser die Hähnchenkeulen zum Kochen bringen. Das Suppengemüse waschen und putzen: Lauch und Petersilienstängel im Ganzen verwenden, Möhre und Sellerie schälen und in Stücke schneiden. Die Tomate halbieren. Den Knoblauch in der Schale andrücken. Nach dem Aufkochen die Brühe bei geringer Hitze etwa 30 Minuten köcheln lassen. Den Schaum abschöpfen. Suppengrün, Tomate, Knoblauch, Gewürze und Lorbeer zugeben und alles 45 Minuten garen.

3 Die Walnusskerne grob hacken. Den Chinakohl vom Strunk befreien und in feine Streifen schneiden. Die Trauben waschen, halbieren und entkernen. Die Orange mit einem scharfen Messer so schälen, dass auch die weiße Haut mit entfernt wird. Die einzelnen Filets zwischen den Trennhäuten herausschneiden. Den Saft (etwa 30 ml) auffangen und beiseitestellen.

4 Crème fraîche, Joghurt, Orangensaft und einige Spritzer Zitronensaft verrühren. Mit Salz, Pfeffer und 2 Prisen Zucker kräftig abschmecken.

5 Die Keulen aus der Brühe nehmen und etwas auskühlen lassen. Die Haut entfernen, Fleisch vom Knochen lösen und in mundgerechte Stücke zupfen. Chinakohl und Orangenfilets mit dem Dressing mischen und nach Belieben mit Salz und Pfeffer abschmecken. Zum Schluss das Hähnchenfleisch daruntermischen. Den Salat auf Tellern oder in Schalen anrichten, mit Trauben und Walnüssen bestreuen und servieren.

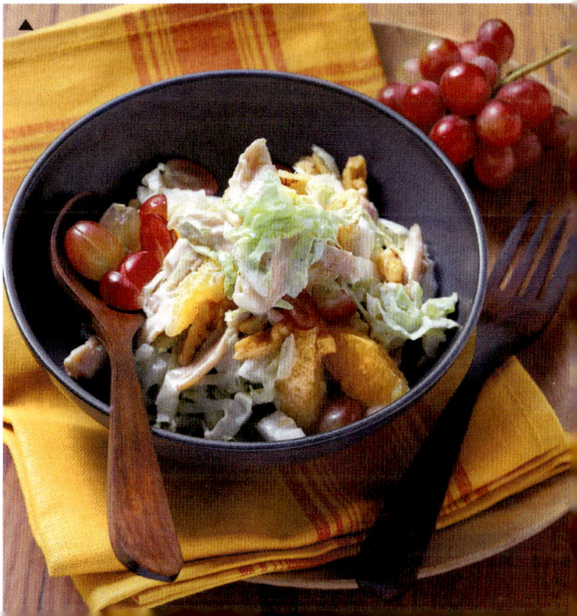

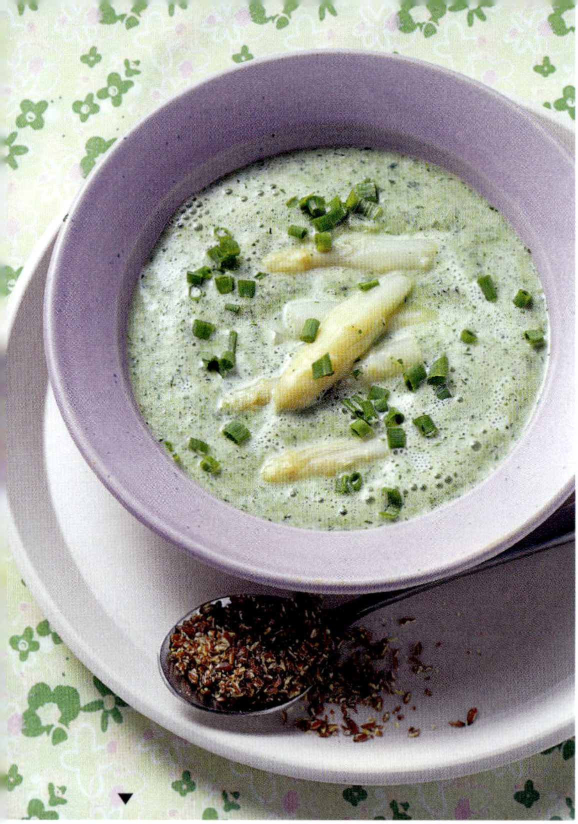

SPARGELSUPPE MIT FRÜHLINGSKRÄUTERN

1 TL Zucker | 1 gestr. TL Salz | 1 TL Butter | 300 g weißer Spargel | 100 g Sahne | 1 Msp. Cayennepfeffer | etwas frisch geriebene Muskatnuss | 80 g frische gemischte Kräuter (z. B. Schnittlauch, Kerbel, Gartenkresse) | 2 TL geschroteter Leinsamen

Für 2 Portionen | 30 Min. Zubereitung
Pro Portion: 245 kcal, 6 g E, 20 g F, 10 g KH

1 Für den Spargelsud in einem Topf 400 ml Wasser mit Zucker, Salz und Butter zum Kochen bringen.

2 Währenddessen den Spargel schälen, die holzigen Enden abschneiden. Spargelspitzen 3–4 cm lang abschneiden und der Länge nach halbieren. Die Spargelstangen in 1 cm große Stücke schneiden, mit den Spargelspitzen in den kochenden Sud geben und 12 Minuten bei mittlerer Hitze weich kochen. Spargelspitzen aus der Suppe heben und beiseitelegen.

3 Von der Sahne 2 EL abnehmen und in einer kleinen Schüssel beiseitestellen. Die übrige Sahne zur Suppe geben, alles aufkochen und 1 Minute weiter köcheln lassen. Die Suppe mit dem Pürierstab fein mixen, mit Cayennepfeffer und Muskatnuss abschmecken. Gegebenenfalls etwas nachsalzen.

4 Die Kräuter waschen, trocken schütteln und die groben Stiele abzupfen. Schnittlauch in feine Röllchen schneiden und beiseitelegen. Die übrigen Kräuter in ein hohes Gefäß geben, mit 80 ml eiskaltem Wasser übergießen. Alles mit dem Pürierstab fein mixen.

5 Kurz vor dem Servieren die Kräuter einrühren. Die Suppe noch einmal kurz aufkochen und schaumig pürieren. In vorgewärmten tiefen Tellern oder Schalen anrichten. Spargelspitzen darauf verteilen, mit der flüssigen Sahne beträufeln und Schnittlauch sowie Leinsamen bestreuen. Sofort servieren.

PETERSILIENWURZELSUPPE MIT ROTE-BETE-SAFT

350 g Petersilienwurzeln | 1 kleine Zwiebel (70 g) | 1 EL Butter | Salz | ½ l Gemüsebrühe | 100 g Sahne | Pfeffer aus der Mühle | Cayennepfeffer | 2 EL Rote-Bete-Saft (Reformhaus oder Supermarkt)

Für 2 Portionen | 45 Min. Zubereitung
Pro Portion: 285 kcal, E 7 g, F 22 g, KH 14 g

1 Die Petersilienwurzeln gründlich waschen, schälen und in etwa 1 cm große Würfel schneiden. Die Zwiebel abziehen und in kleine Würfel schneiden.

2 Die Butter in einem Topf (20 cm ∅) aufschäumen lassen. Zwiebeln darin in etwa 2 Minuten glasig dünsten. Petersilienwurzeln dazugeben und alles 2 Minuten bei mittlerer Hitze garen. Gleich mit 2 Prisen Salz würzen und immer wieder umrühren.

3 Mit der Gemüsebrühe ablöschen, zum Kochen bringen, abdecken und bei geringer Hitze etwa 30 Minuten garen. Den Deckel abnehmen, Sahne dazugeben und die Suppe offen noch 5 Minuten köcheln lassen.

4 Die Suppe mit dem Pürierstab fein und schaumig mixen, mit Salz, Pfeffer und Cayennepfeffer abschmecken. Die Suppe in vorgewärmten tiefen Tellern oder Schalen anrichten, mit je 1 EL Rote-Bete-Saft beträufeln und servieren. Nach Belieben mit Croûtons bestreuen.

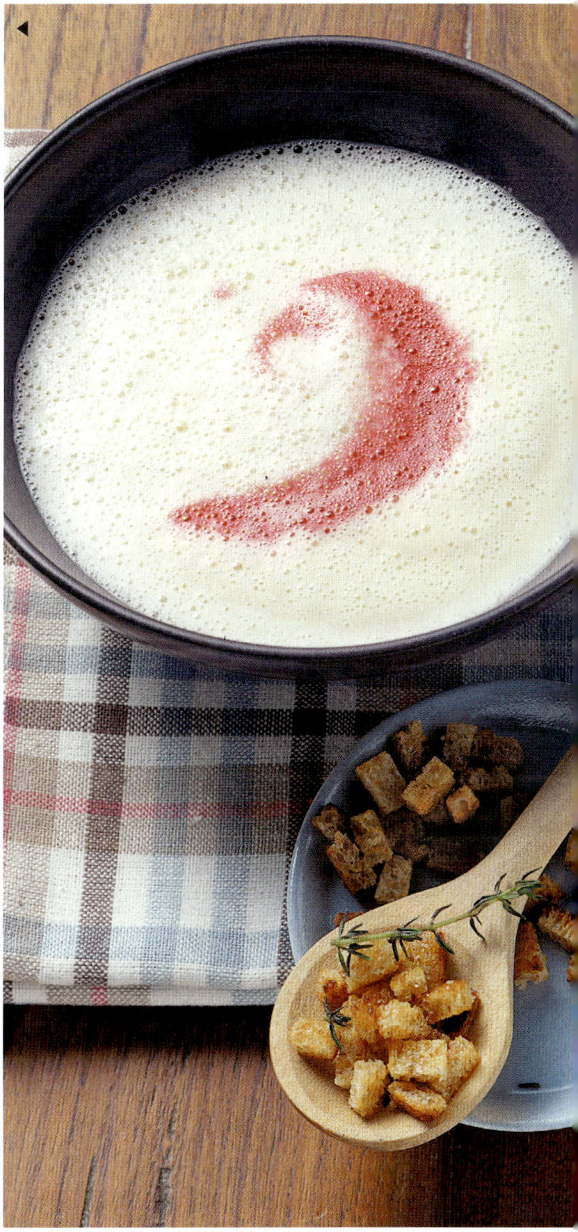

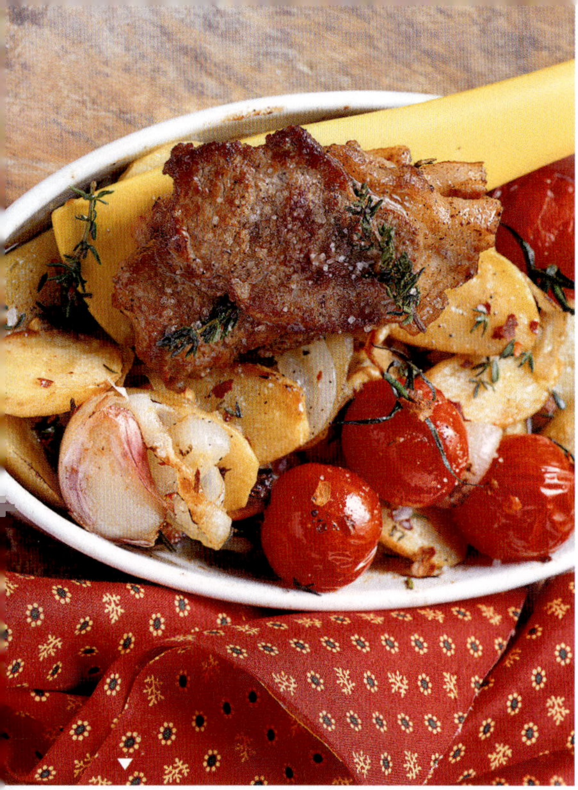

GEBRATENE LAMMSCHEIBEN

Für das Ofengemüse

160 g Zwiebeln | 500 g Kartoffeln | 2 Knoblauchzehen | 1 kleiner Zweig Rosmarin | 3–4 Zweige Thymian | Meersalz | Pfeffer aus der Mühle | 1 Prise getrocknete Chiliflocken | 5 EL Olivenöl | 150 g Kirschtomaten

Für die Lammscheiben

350 g ausgelöster Lammrücken | 1 Knoblauchzehe

Außerdem: 1 Gefrierbeutel | Fleischklopfer

Für 2 Portionen | 1 Std. Zubereitung
Pro Portion: 605 kcal, 42 g E, 31 g F, 39 g KH

1 Den Backofen auf 170 °C (Umluft) vorheizen.

2 Zwiebeln abziehen und in Scheiben schneiden. Kartoffeln waschen, schälen und in 1 cm dicke Scheiben schneiden. Knoblauchzehen andrücken, schälen und halbieren.

3 Kräuter waschen und trocken schütteln. Einige Nadeln Rosmarin abzupfen und grob schneiden. Von 1–2 Zweigen Thymian die Blätter abzupfen, die übrigen Zweige beiseitelegen.

4 Zwiebeln, Kartoffeln und Knoblauch in eine ofenfeste Form geben, mit den Kräutern, 2 Prisen Salz, Pfeffer und Chiliflocken bestreuen. Mit 3 EL Olivenöl beträufeln, durchmischen und im Backofen etwa 30 Minuten garen. Kirschtomaten waschen, nach 30 Minuten zu den Kartoffeln geben und weitere 20 Minuten garen.

5 Inzwischen das Lammfleisch kalt abbrausen, mit Küchenpapier trocken tupfen und in etwa 40 g schwere Stücke schneiden. Den Gefrierbeutel an den Längsseiten aufschneiden. Lammstücke der Reihe nach in den Gefrierbeutel geben und mit einem Fleischklopfer möglichst dünn klopfen.

6 Knoblauchzehe in der Schale andrücken. Anschließend 2 EL Öl in einer großen Pfanne erhitzen, Knoblauch und 1 Zweig Thymian ins Öl geben. Lammscheiben in die Pfanne geben und mit Meersalz und Pfeffer würzen. 1 Minute bei mittlerer Hitze braten, wenden und noch 1 Minute braten. Pfanne vom Herd nehmen und noch 1 Minute ziehen lassen.

7 Gemüse aus dem Ofen nehmen, mit dem Fleisch auf Tellern anrichten und mit den beiseitegelegten Kräutern garniert servieren.

SCHWEINEFILET MIT ERBSEN

300 g Schweinefilet | 1 Zwiebel (50 g) | 1 TL Butter | 200 g junge TK-Erbsen | Salz | 150 ml Gemüsebrühe | 2 EL Sahne | Pfeffer aus der Mühle | 2 EL Traubenkernöl | einige Estragonblätter | 2–3 Stängel glatte Petersilie | etwa 1 EL schwarzer Sesam (Asiamarkt)

Für 2 Portionen | 30 Min. Zubereitung
Pro Portion: 405 kcal, E 39 g, F 21 g, KH 16 g

1 Das Fleisch kalt abbrausen, mit Küchenpapier trocken tupfen, von Sehnen befreien und in sechs gleich große Stücke schneiden. Die Stücke aufstellen und etwas flach drücken.

2 Die Zwiebel abziehen und fein würfeln. Die Butter in einem kleinen Topf aufschäumen lassen, Zwiebeln darin 3 Minuten. dünsten, tiefgefrorene Erbsen dazugeben, kurz durchrühren, gleich mit 1 Prise Salz würzen und mit der Gemüsebrühe ablöschen. Die Erbsensauce aufkochen und 7 Minuten bei geringer Hitze köcheln lassen.

3 Von den weich gekochten Erbsen 3 EL in ein hohes Gefäß geben, etwas Brühe aus dem Topf dazugießen, mit dem Pürierstab fein mixen und als Püree zurück in die Sauce geben. Gefäß mit einem Schuss Wasser ausschwenken und dieses in die Sauce geben. Sahne dazugießen und nochmals aufkochen lassen.

4 Die Erbsensauce mit Salz und Pfeffer abschmecken.

5 Die Filetstücke von beiden Seiten mit Salz und Pfeffer würzen. Traubenkernöl in einer Pfanne erhitzen, Fleischstücke hineingeben, 2 Minuten anbraten, wenden und in weiteren 7 Minuten bei geringer Hitze rosa garen. Dabei die Fleischstücke mehrmals wenden, bis sie ringsherum goldbraun gebraten sind.

6 Die Kräuter waschen, trocken schütteln, einige Kräuterspitzen zur Dekoration beiseitelegen, den Rest abzupfen und fein schneiden. Den Sesam auf einen flachen Teller geben. Die Fleischstücke aus der Pfanne heben und oben und unten im Sesam wälzen.

7 Die Erbsensauce mit dem Schweinefilet auf vorgewärmten Tellern anrichten und mit den Kräutern garnieren. Dazu passen Kartoffeln.

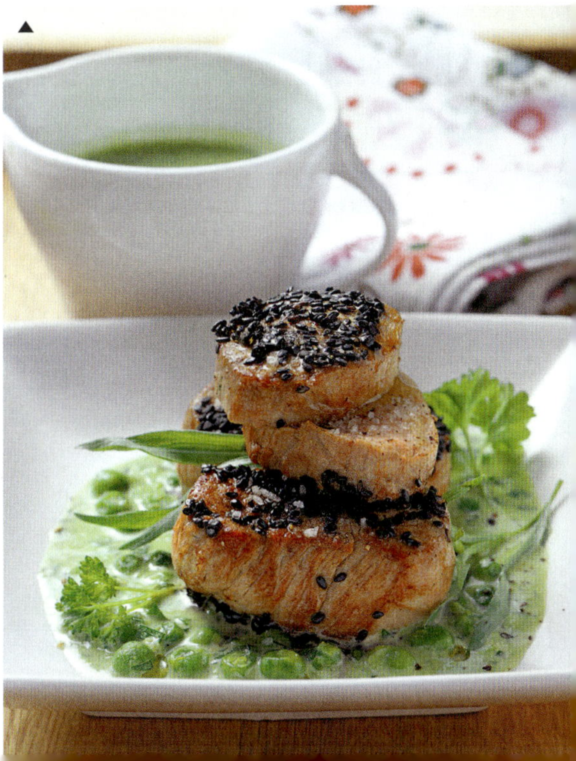

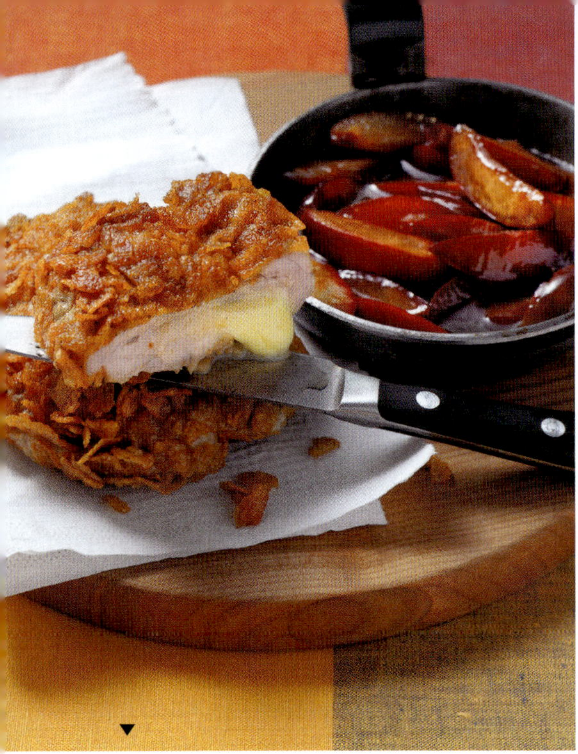

SCHNITZEL MIT ZWETSCHGEN

150 g Zwetschgen | 2 Schweinerückensteaks (à 130 g; als Schmetterlingsschnitzel vorbereitet) | 80 g mittelalter Gouda in dünnen Scheiben | 1 Ei (M) | 40 g Cornflakes | Salz | Pfeffer aus der Mühle | etwas Mehl (Type 405) zum Bestäuben | 2–3 EL Olivenöl zum Braten | 1 TL Butter | 2 TL alten Aceto balsamico
Außerdem: Gefrierbeutel, Fleischklopfer

Für 2 Portionen | 20–25 Min. Zubereitung
Pro Portion: 570 kcal, 42 g E, 33 g F, 26 g KH

1 Zwetschgen waschen, halbieren, entkernen, in dünne Spalten schneiden und beiseitestellen.

2 Die Schweineschnitzel mit kaltem Wasser abbrausen und mit Küchenpapier trocken tupfen. Den Gefrierbeutel an den beiden langen Seiten aufschneiden, je ein Schnitzel hineinlegen und mit dem Fleischklopfer flachklopfen.

3 Die Goudascheiben entrinden, auf den Schnitzeln verteilen und die Fleischstücke zusammenklappen.

4 Das Ei in einem tiefen Teller kräftig mit einer Gabel verrühren. Die Cornflakes in einen zweiten tiefen Teller geben. Die gefüllten Schnitzel mit Salz und Pfeffer würzen, ganz leicht mit Mehl bestäuben, in Ei wenden und von beiden Seiten fest in den Cornflakes wälzen.

5 Olivenöl in einer Pfanne erhitzen. Die Schnitzel hineinlegen, 3 Minuten bei mittlerer Hitze braten und wenden. Die Hitze etwas reduzieren und das Fleisch in weiteren 4 Minuten goldbraun braten. Die Schnitzel aus der Pfanne heben und auf Küchenpapier abtropfen lassen.

6 Während die Schnitzel braten, die Butter in einem kleinen Topf aufschäumen lassen. Zwetschgen dazugeben, 2 Minuten in der Butter schwenken, leicht salzen und am Schluss den Essig dazugeben.

7 Die gefüllten Schnitzel mit den Zwetschgen auf vorgewärmten Tellern anrichten, mit der Sauce beträufeln und servieren.

KALBSLEBER MIT SALBEI

Für die Kalbsleber
6 Scheiben Kalbsleber (à 40 g) | 6 mittelgroße Salbeiblätter | 2 EL Olivenöl | etwas Mehl (Type 405) zum Bestäuben | Meersalz | Pfeffer aus der Mühle | 1 EL Butter
Für das Rote-Bete-Püree 500 g mehlig kochende Kartoffeln | 100 ml Milch (1,5 % Fett) | 2 EL Butter | Salz | Pfeffer aus der Mühle | frisch geriebene Muskatnuss | 120 g fertig gekochte Rote Bete
Außerdem: Kartoffelpresse oder Kartoffelstampfer | Klarsichtfolie

Für 2 Portionen | 50 Min. Zubereitung
Pro Portion: 540 kcal, 29 g E, 28 g F, 43 g KH

1 Leber von Sehnen befreien. Salbeiblätter waschen, mit Küchenpapier trocken tupfen und Leberscheiben mit je 1 Salbeiblatt belegen. Etwas festdrücken, mit Klarsichtfolie abdecken und kühl stellen.

2 Kartoffeln gründlich waschen, schälen und je nach Größe halbieren oder vierteln. In reichlich Salzwasser zum Kochen bringen, abdecken und in 25–30 Minuten garen. Abgießen, wieder zurück auf den Herd stellen und offen bei geringer Hitze etwa 5 Minuten »ausdampfen« lassen. Die Kartoffeln sollten möglichst trocken sein, bevor sie gepresst werden.

3 Milch in einem kleinen Topf erhitzen. Butter klein schneiden und dazugeben. Alles mit Salz, Pfeffer und Muskatnuss abschmecken. Die Kartoffeln mit der Kartoffelpresse in eine Schüssel drücken oder stampfen. Die heiße Milchmischung mit einem Kochlöffel einrühren.

4 Rote Bete in kleine Würfel schneiden, in einem Topf bei geringer Hitze erwärmen und unter das heiße Püree rühren. Das Püree im Ofen bei 80 °C warm stellen.

5 Olivenöl in einer großen Pfanne erhitzen. Kalbsleberscheiben von beiden Seiten leicht mit Mehl bestäuben, mit der Salbeiseite nach unten in die heiße Pfanne legen, 1 Minute braten, mit Salz und Pfeffer würzen, wenden, kurz weiterbraten, Butter dazugeben. Leber mehrmals in heißer Butter schwenken. Vom Herd nehmen.

6 Die rosa gebratenen Kalbsleberscheiben mit dem Püree auf vorgewärmten Tellern anrichten und mit Butter beträufelt servieren.

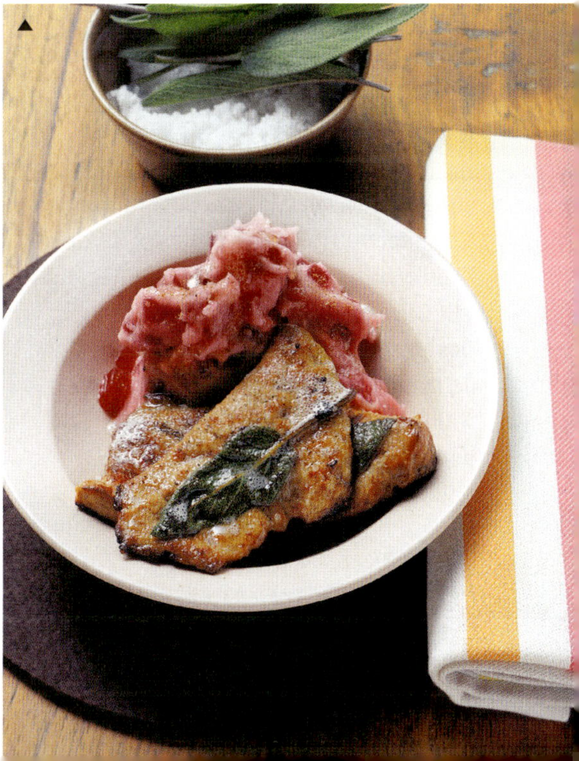

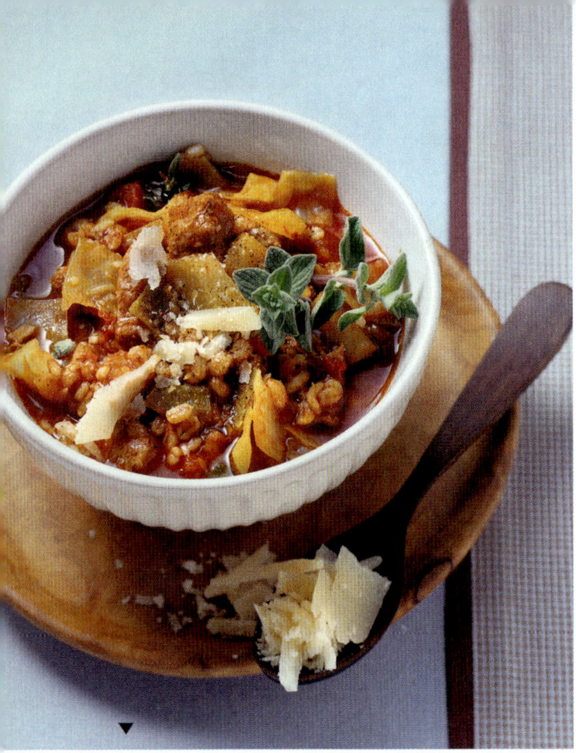

ITALIENISCHER KRAUTEINTOPF

500 g Kalbfleisch (Schulter oder Nacken) | 1 Zwiebel (100 g) | 400 g Weißkohl | 1 kleine Knoblauchzehe | Salz | Pfeffer aus der Mühle | 2 EL Olivenöl | 1 EL Tomatenmark | 400 g Dosentomaten | 700 ml Gemüsebrühe | 2–3 Salbeiblätter | 2–3 Zweige Oregano | 2–3 Prisen Chiliflocken | 60 g Gerstengraupen | etwas Olivenöl | etwas Parmesan

Für 2–3 Portionen | 15–20 Min. Zubereitung | 2 Std. Garzeit
Pro Portion: 390 kcal, 43 g E, 13 g F, 25 g KH

1 Das Kalbfleisch zunächst kalt abbrausen, mit Küchenpapier trocken tupfen und in etwa 2 cm große Würfel schneiden. Die Sehnen und das Fett werden nicht entfernt.

2 Zwiebel abziehen und in 1 cm große Würfel schneiden. Weißkohl vom Strunk befreien und in etwa 2 cm große Stücke schneiden. Knoblauchzehe abziehen und in kleine Stücke schneiden. Das Fleisch mit Salz und Pfeffer würzen.

3 Olivenöl in einem Topf erhitzen. Das Fleisch in das heiße Öl geben und bei mittlerer Hitze 10 Minuten anbraten. Wasser vollständig einkochen lassen. Die Zwiebel zugeben und 1 Minute rösten. Tomatenmark hineingeben und 3 Minuten unter ständigem Rühren braten. Das Ganze mit Dosentomaten und etwa 400 ml Gemüsebrühe aufgießen und zum Kochen bringen. Die Dose mit Gemüsebrühe ausschwenken und die Flüssigkeit ebenfalls zugießen.

4 Kräuter waschen und trocken schütteln. Salbei, Knoblauch und 2 Prisen Chili in den Eintopf geben. Abgedeckt bei geringer Hitze köcheln lassen. Nach etwa 1 Stunde das Kraut und die restliche Gemüsebrühe in den Eintopf rühren. Den Eintopf wieder abdecken und weitere 50 Minuten köcheln lassen, bis das Fleisch und das Kraut weich sind.

5 Inzwischen die Graupen in reichlich Salzwasser in etwa 30 Minuten weichkochen. In einem Sieb abgießen, eiskalt abschrecken und gut abtropfen lassen. Die Graupen in den heißen Eintopf einrühren, alles zusammen aufkochen lassen und mit Salz, Pfeffer und Chiliflocken pikant abschmecken.

6 Oreganoblättchen abzupfen und einige davon zur Dekoration beiseitelegen. Die übrigen Blättchen grob schneiden und kurz vor dem Servieren in den heißen Eintopf rühren.

7 Den Krauteintopf in vorgewärmten Tellern anrichten, mit einigen Tropfen Öl beträufeln, frischem Pfeffer würzen und Parmesan bestreuen und mit Oreganoblättchen garniert servieren.

ZITRONENHÄHNCHEN

etwa 50 g gemischte Wildkräuter (z. B. Brennnessel, Schafgarbe, Ysop, Vogelmiere, Pfefferminze, Löwenzahn und Borretsch) | etwa 70 g gemischte junge Salatblätter | 2 EL Apfelessig | 1 EL Akazienhonig | 2 Prisen Salz | Pfeffer aus der Mühle | 2 EL Distelöl | 1 EL Leinöl | 2 Hähnchenbrüste mit Haut (à 200 g) | 1 Zitrone | 2 EL Olivenöl zum Braten | Cayennepfeffer

Für 2 Portionen | 30–35 Min. Zubereitung
Pro Portion: 525 kcal, E 45 g, F 35 g, KH 8 g

1 Die Kräuter von den groben Stielen befreien und klein zupfen. Zusammen mit den Salatblättern waschen und in einer Salatschleuder trocken schleudern.

2 Den Apfelessig mit dem Akazienhonig in einer kleinen Schüssel verrühren und mit Salz und Pfeffer abschmecken. Zum Schluss die beiden Öle einrühren.

3 Die Hähnchenbrüste kalt abbrausen, mit einem Küchenpapier trocken tupfen, eventuell von Sehnen befreien.

4 Die Zitrone schälen und dabei auch die weiße Haut entfernen. Filets herausschneiden und in kleine Stücke schneiden.

5 Das Olivenöl in einer Pfanne erhitzen. Hähnchenbrüste von beiden Seiten mit Salz, Pfeffer und etwas Cayennepfeffer würzen. Hähnchenbrüste mit der Hautseite zuerst in die Pfanne legen, bei mittlerer Hitze 5 Minuten braten, wenden und in weiteren 10 Minuten bei geringer Hitze fertig braten. Dabei die Hähnchenbrüste immer wieder wenden. Das Fleisch aus der Pfanne heben. Zitronenfilets ins Bratfett geben und kurz wenden.

6 Den Salat mit dem Dressing anmachen und mit Salz und Pfeffer abschmecken. Zusammen mit der aufgeschnittenen kross gebratenen Hühnerbrust anrichten und mit dem Zitronenöl beträufeln.

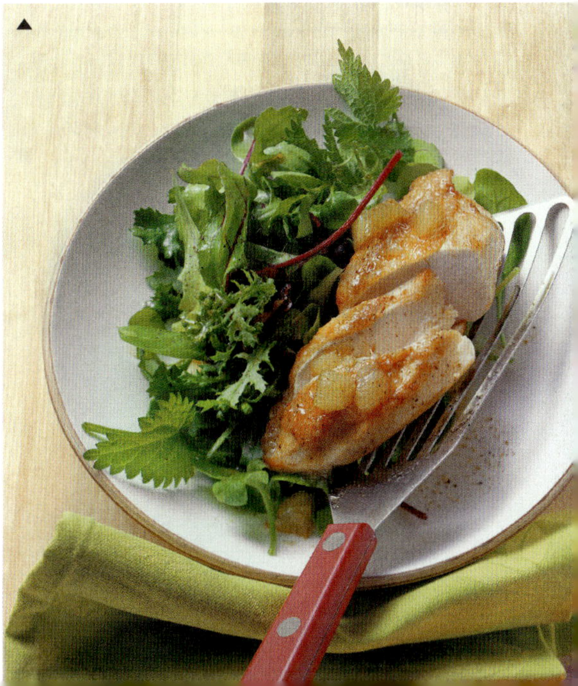

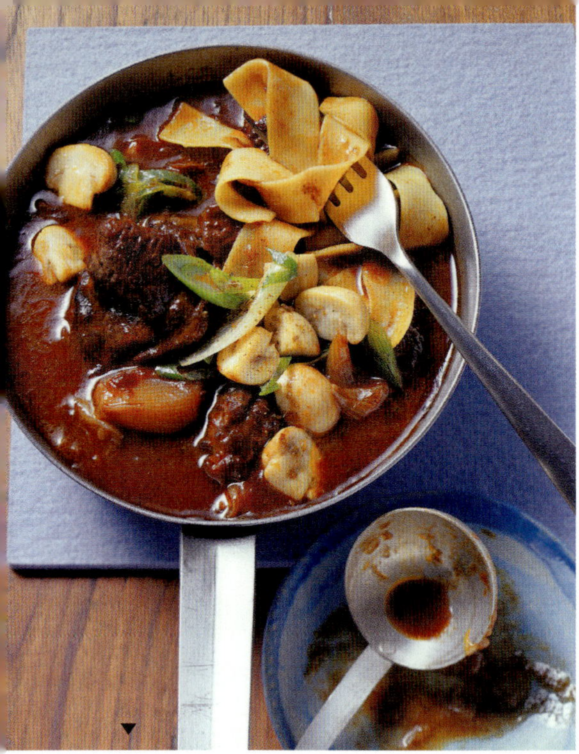

ROTWEINGULASCH

500 g durchwachsenes Rindfleisch (aus der Wade oder Schulter) | 200 g Schalotten | Salz | Pfeffer aus der Mühle | etwas Mehl (Type 405) | 2 EL Rapsöl | 1 gehäufter EL Tomatenmark | 300 ml kräftiger Rotwein, z. B. Cabernet Sauvignon | 400 ml Gemüsebrühe

Für die Anispilze

150 g Champignons | 2 Stangen Frühlingszwiebeln (30 g) | 1 Prise Anissamen | 1 EL Olivenöl | 1 TL Butter | Meersalz

Für 2 Portionen | 20–25 Min. Zubereitung | 2 ½ Std. Garzeit
Pro Portion: 565 kcal, 58 g E, 23 g F, 13 g KH

1 Fleisch kalt abbrausen und mit Küchenpapier trocken tupfen. Fett und Sehnen bleiben am Fleisch, weil sie gute Geschmacksträger sind. Rindfleisch in etwa 4 cm große Würfel schneiden. Schalotten abziehen und je nach Größe der Länge nach halbieren oder vierteln, mit Salz und Pfeffer würzen und leicht mit Mehl bestäuben.

2 Öl in einem Topf (24 cm ∅) erhitzen. Das Fleisch hineingeben und 5 Minuten bei mittlerer Hitze anbraten. Schalotten dazugeben und 4 Minuten braten. Tomatenmark einrühren und 2 Minuten mitrösten. Mit 1 Schuss Rotwein ablöschen und die Flüssigkeit vollständig einkochen lassen. Den Vorgang 2–3-mal wiederholen und den Wein dabei immer ganz einkochen. Die Gemüsebrühe dazugießen, aufkochen lassen, abdecken und bei geringer Hitze etwa 2 Stunden köcheln, bis das Fleisch weich ist.

3 Inzwischen die Champignons putzen, mit einem Küchenpapier abreiben und je nach Größe halbieren oder vierteln. Die Frühlingszwiebeln waschen, putzen und schräg in dünne Ringe schneiden. Den Anis im Mörser grob zerreiben.

4 Kurz vor dem Servieren 1 EL Olivenöl in einer großen Pfanne erhitzen. Die Champignons darin in 2 Minuten bei starker bis mittlerer Hitze anbraten. Anschließend die Frühlingszwiebeln dazugeben und 1 Minute unter Rühren weiterbraten. Zum Schluss die Butter zufügen, durchschwenken und die Pilze mit Meersalz, Anis und Pfeffer würzen.

5 Das Gulasch mit Salz und Pfeffer abschmecken und mit den Anispilzen auf vorgewärmten Tellern anrichten und servieren.

GRÜNKOHLPFLANZERL

2 Scheiben Vollkorntoast | 100 ml Milch (1,5 % Fett) | 1 Zwiebel (90 g) | 1 TL Butter | 250 g Grünkohl | 250 g gemischtes Hackfleisch (Schwein und Rind) | 1 Ei (M) | Salz | Pfeffer aus der Mühle | Cayennepfeffer | 1–2 Prisen gemahlener Kümmel | 2 EL Olivenöl | 1 EL Olivenöl für die Senfsauce | 2 TL grobkörniger Senf | 100 ml Gemüsebrühe | 100 g Sahne

Für 2 Portionen | 50 Min. Zubereitung
Pro Portion: 760 kcal, 37 g E, 59 g F, 20 g KH

1 Toast in etwa 1 cm große Würfel schneiden. Milch lauwarm erhitzen und über die Toastwürfel gießen. Zwiebel abziehen und fein würfeln. Butter erhitzen und die Hälfte der Zwiebeln darin in etwa 2 Minuten glasig dünsten.

2 Grünkohl von groben Stielen befreien, in kochendes Salzwasser geben und in etwa 10 Minuten weichkochen. In einem Sieb abgießen, eiskalt abschrecken, mit den Händen gut ausdrücken und grob hacken.

3 Hackfleisch, Ei, gedünstete Zwiebeln und Toastbrot mischen, mit Salz, Pfeffer, Cayennepfeffer und Kümmel kräftig abschmecken. Zum Schluss den gehackten Grünkohl unterheben und gut verkneten. Die Hackfleischmasse mit feuchten Händen in sechs etwa 90 g schwere Kugeln formen und flach drücken.

4 Öl in einer großen Pfanne erhitzen, Pflanzerl einlegen, 4 Minuten bei mittlerer Hitze braten, wenden und in weiteren 4–5 Minuten bei geringer Hitze fertig garen. Dabei mehrmals wenden und die Pflanzerl aufstellen, damit auch die Ränder schön goldbraun gebraten werden.

5 Für die Senfsauce die restlichen Zwiebeln in heißem Olivenöl in einem kleinen Topf in 2 Minuten glasig dünsten. Senf einrühren. Die Gemüsebrühe dazugeben, 4 Minuten bei mittlerer Hitze einkochen, Sahne dazugießen und weitere 5 Minuten sämig einkochen lassen. Die Sauce mit Salz und Pfeffer abschmecken und mit einem Pürierstab schaumig mixen.

6 Die Grünkohlpflanzerl mit der Senfsauce auf vorgewärmten Tellern anrichten und zum Beispiel mit gestampften Kartoffeln und in Olivenöl gebratenen Röstzwiebeln servieren.

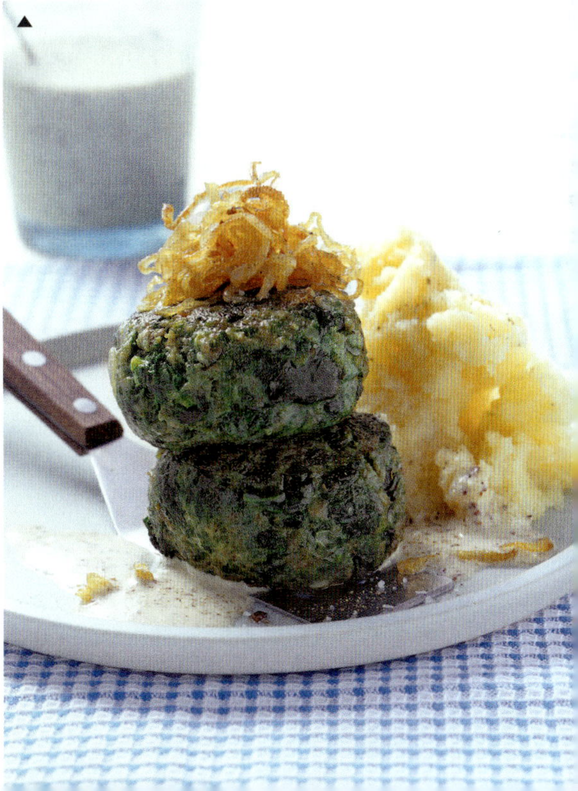

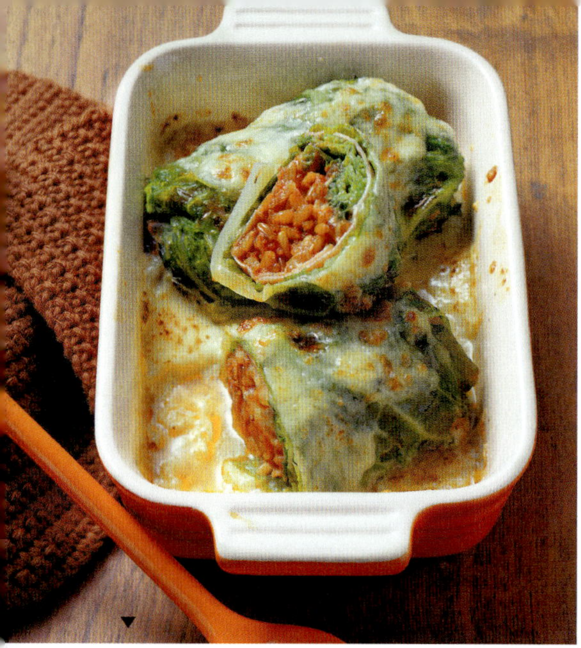

WIRSINGWICKERL

80 g gemischte ganze Körner | 1 Knoblauchzehe | 1 Zwiebel | 2 Zweige Thymian | 1 EL Olivenöl | 1 TL Tomatenmark | 200 g Dosentomaten | 100 ml Gemüsebrühe | Salz | 8 große Wirsingblätter) | 4 Scheiben gekochter Schinken | Pfeffer aus der Mühle | Cayennepfeffer | 100 g geriebener Emmentaler | 1 TL Butter | 4 EL Sahne

Für 2 Portionen | 20 Min. Zubereitung | Quellzeit über Nacht | 1 Std. 25 Min. Garzeit
Pro Portion: 570 kcal, 36 g E, 33 g F, 32 g KH

1 Getreide in lauwarmem Wasser über Nacht abgedeckt einweichen. Am nächsten Tag in ein Sieb abgießen und gut abtropfen lassen.

2 Knoblauch und Zwiebel abziehen und in feine Würfel schneiden. Thymian waschen und trocken schütteln. Öl in einem Topf erhitzen, Zwiebeln und Knoblauch darin in 2 Minuten glasig dünsten. Getreide und Tomatenmark dazugeben und 1 Minute unter Rühren rösten. Mit Dosentomaten ablöschen. Dose mit Gemüsebrühe ausschwenken und Flüssigkeit zugießen. Sauce mit 1 Prise Salz würzen, Thymian dazugeben, aufkochen lassen, abdecken und bei geringer Hitze 35 Minuten garen. Immer wieder umrühren.

3 Wirsing putzen und den Strunk entfernen. Wirsingblätter in reichlich kochendem Salzwasser in 7 Minuten weich garen, in ein Sieb abgießen, abschrecken und gut abtropfen lassen. Wirsingblätter auf einem Küchentuch auslegen und grobe Blattrispen entfernen oder flach abschneiden. Je 2 Blätter überlappend aneinanderlegen und mit je 1 Schinkenscheibe belegen.

4 Die Getreide-Bolognese mit Salz, Pfeffer und Cayennepfeffer abschmecken und auskühlen lassen. Die Masse portionsweise auf dem unteren Drittel der Wirsingfläche verteilen, etwas Käse darauf streuen, die Längsseiten einschlagen und den Wirsing aufrollen. Den Backofen auf 180 °C (Umluft) vorheizen. Eine ofenfeste Backform mit Butter ausstreichen und etwas Käse auf dem Boden der Form verteilen. Wirsingwickerl mit der Naht nach unten in die Form setzen. Den restlichen Käse darüberstreuen, Sahne darüberträufeln und alles mit Alufolie abdecken. Die Form in den Ofen (Mitte) stellen.

5 Nach etwa 35 Minuten Garzeit den Backofen auf Grillfunktion stellen, Alufolie abnehmen und die Wickerl in etwa 5 Minuten goldbraun überbacken und anschließend servieren.

ENTE MIT SCHWARZWURZELGEMÜSE

1 Entenbrust (à 400 g) | Salz | Pfeffer aus der Mühle | 1 EL Traubenkernöl | 1 Zitrone | 500 g Schwarzwurzeln | 50 g Stück Lauch | 2–3 Stängel glatte Petersilie | 1 EL Butter | 150 ml Gemüsebrühe | Cayennepfeffer | einige Tropfen Trüffelöl

Für 2 Portionen | 20 Min. Zubereitung | 30 Min. Garzeit
Pro Portion: 610 kcal, 40 g E, 48 g F, 5 g KH

1 Den Backofen auf 100 °C (Ober- und Unterhitze) vorheizen. Entenbrust kalt abbrausen, mit Küchenpapier trocken tupfen und evtl. von Federkielen und Sehnen befreien. Fettschicht rautenförmig einschneiden und die Entenbrust nur auf der Fleischseite mit Salz und Pfeffer würzen.

2 Öl in eine Pfanne geben, Fleisch mit der Fettseite nach unten hineinlegen und bei mittlerer Hitze in 5 Minuten kross braten. Wenden und weiterbraten, bis das Fleisch rundum kross ist. Entenbrust auf das Ofengitter (Mitte) legen, ein Backblech als Tropfschutz darunter schieben und das Fleisch in 40 Minuten rosa garen.

3 Inzwischen die Zitrone auspressen und zusammen mit der Schale in eine große Schüssel mit Wasser geben. Schwarzwurzeln (mit Einweghandschuhen) schälen und ins Zitronenwasser legen. Die Wurzeln schräg in etwa 3 cm dicke Scheiben schneiden und wieder zurück ins Wasser legen. Lauch in dünne Ringe schneiden, waschen und in einem Sieb abtropfen lassen. Petersilie waschen, trocken schütteln, Blättchen abzupfen und einige zur Dekoration beiseitelegen. Den Rest grob schneiden.

4 Butter in einem Topf aufschäumen lassen. Schwarzwurzeln in einem Sieb abtropfen lassen und in den Topf geben. 2 Minuten bei mittlerer Hitze garen und mit Salz würzen. Gemüsebrühe zugießen, aufkochen lassen, abdecken und bei geringer Hitze 10 Minuten garen. Lauch dazugeben und offen noch 10 Minuten garen. Das Gemüse mit Salz, Pfeffer und Cayennepfeffer abschmecken und mit Petersilie verfeinern. Dann einige Tropfen Trüffelöl einrühren.

5 Die Entenbrust aus dem Ofen nehmen und in dünne Scheiben schneiden. Mit dem Gemüse auf vorgewärmten Tellern anrichten und mit Petersilienblättchen garniert servieren.

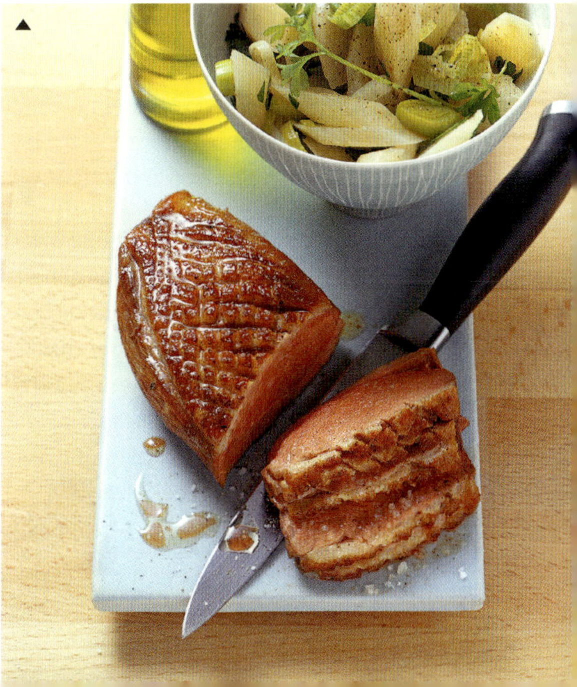

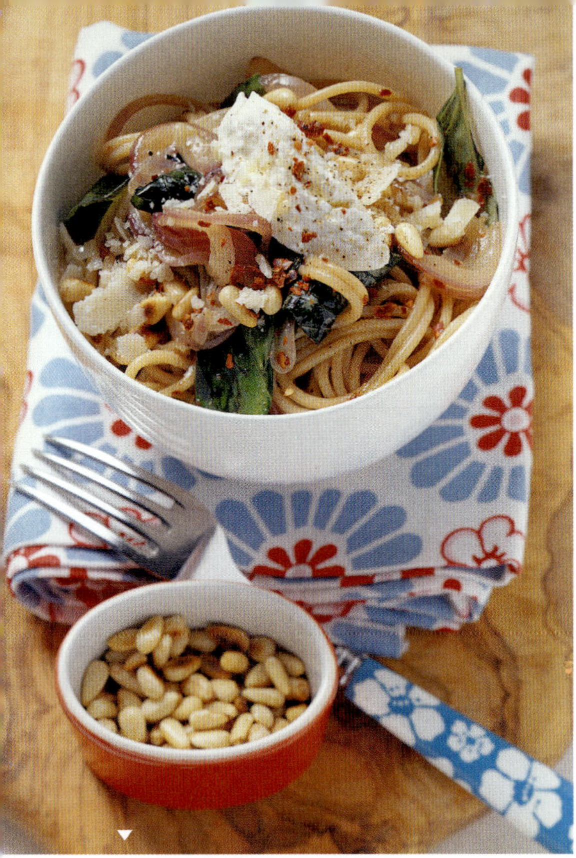

BASILIKUM-SPAGHETTI

250 g Vollkornspaghetti | 200 g rote Zwiebeln | ½ Vanilleschote | 20 g Pinienkerne | 2 Stängel Basilikum (15–20 mittelgroße Blätter) | 2 EL Olivenöl | Salz | Pfeffer aus der Mühle | 2 Prisen getrocknete Chiliflocken | 1 EL Butter | 2 EL Ricotta (italienischer Frischkäse) | einige Tropfen Olivenöl | etwas grob geriebener oder gehobelter Parmesan

Für 2 Portionen | 25–30 Min. Zubereitung
Pro Portion: 365 kcal, E 12 g, F 16 g, KH 43 g

1 Die Spaghetti in reichlich Salzwasser bissfest kochen. Eine kleine Schöpfkelle Nudelwasser auffangen und beiseitestellen. Nudeln in einem Sieb abgießen. Nicht abschrecken!

2 Inzwischen die Zwiebeln abziehen, halbieren und in feine Streifen schneiden. Vanilleschote der Länge nach aufschneiden und das Mark mit dem Messerrücken herauskratzen. Pinienkerne in einer Pfanne ohne Fett in etwa 2 Minuten goldbraun rösten und auf einen Teller geben. Basilikum waschen, trocken schütteln, Blätter abzupfen und in Stücke schneiden.

3 Das Olivenöl in einem Topf (24 cm ∅) erhitzen. Die Zwiebeln darin 6–7 Minuten bei mittlerer bis geringer Hitze garen und dabei immer wieder umrühren. Vanilleschote mit Mark dazugeben und alles durchrühren. Die heißen Nudeln und das Nudelwasser dazugeben. Alles aufkochen lassen und mit Salz, Pfeffer sowie Chiliflocken pikant abschmecken.

4 Die Butter in kleine Würfel schneiden. Mit dem Basilikum und den Pinienkernen einrühren und nochmals abschmecken. Die Spaghetti auf vorgewärmten Tellern anrichten, pro Portion 1 EL Ricotta daraufgeben, mit Olivenöl beträufeln, Parmesan bestreuen und servieren.

TOFU AUF ALGENREIS

120 g Basmatireis | 3 g getrocknete, gemischte Meeresalgen (Asialaden) | 300 g Tofu zum Braten | 1 EL Sojasauce | 400 g Brokkoli | 100 g Austernpilze | 1 Zwiebel (100 g) | 1 kleine Knoblauchzehe | 3 EL Pflanzen- oder Sojaöl | 100 ml Gemüsebrühe | 2 EL Sojasauce | 3 EL Austernsauce
Außerdem: Alufolie

Für 2 Portionen | 30–35 Min. Zubereitung
Pro Portion: 565 kcal, 25 g E, 23 g F, 64 g KH

1 Den Backofen auf Grillfunktion vorheizen.

2 Reis nach Packungsanleitung kochen. Die klein geschnittenen Algen 2–3 Minuten vor Garzeitende unter den Reis rühren. Quellen lassen.

3 Den Tofu in 2 cm große Würfel schneiden, in eine Schüssel geben, mit 1 EL Sojasauce beträufeln und durchrühren. Tofuwürfel auf einem mit Alufolie ausgelegten Blech verteilen, in den Ofen schieben (2. Einschub von oben) und 12 Minuten grillen. Tofu vorsichtig wenden, da er leicht an der Folie kleben bleibt, und weitere 3 Minuten garen.

4 Den Brokkoli waschen, putzen und in 2 cm dicke Scheiben schneiden, Austernpilze putzen und in grobe Stücke zupfen. Zwiebel und Knoblauch abziehen. Zwiebel halbieren und in 2 cm große Stückchen schneiden, Knoblauch in feine Scheiben schneiden.

5 Das Öl in einem Wok oder einer großen Pfanne erhitzen, Brokkoli und Zwiebeln 3 Minuten unter Rühren anbraten, Austernpilze zugeben, 3 Minuten weiterbraten, Gemüsebrühe, 2 EL Sojasauce und Austernsauce einrühren und in 4 Minuten. sämig einkochen lassen. Zum Schluss die Knoblauchscheiben hineingeben.

6 Den Tofu aus dem Ofen nehmen, unter das gebratene Gemüse geben und mit dem Algenreis auf vorgewärmten Tellern servieren.

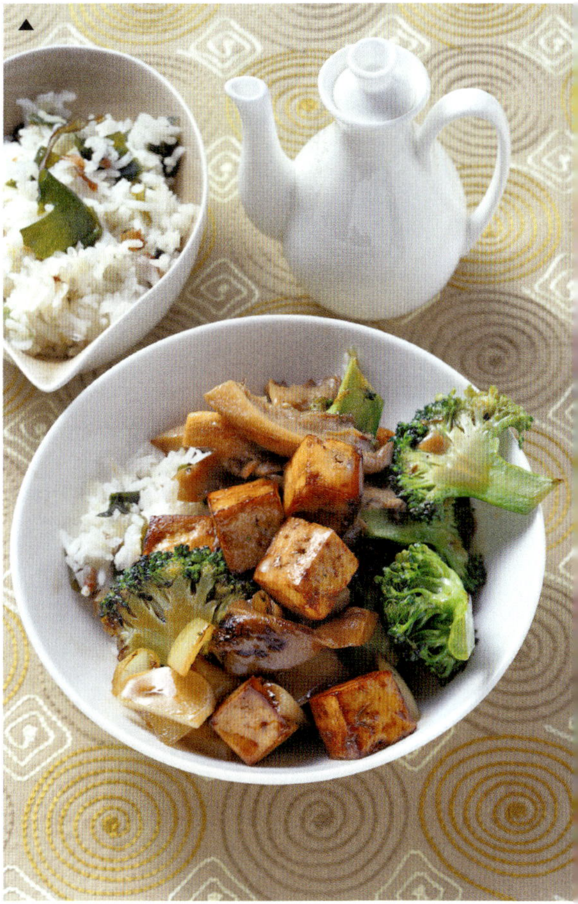

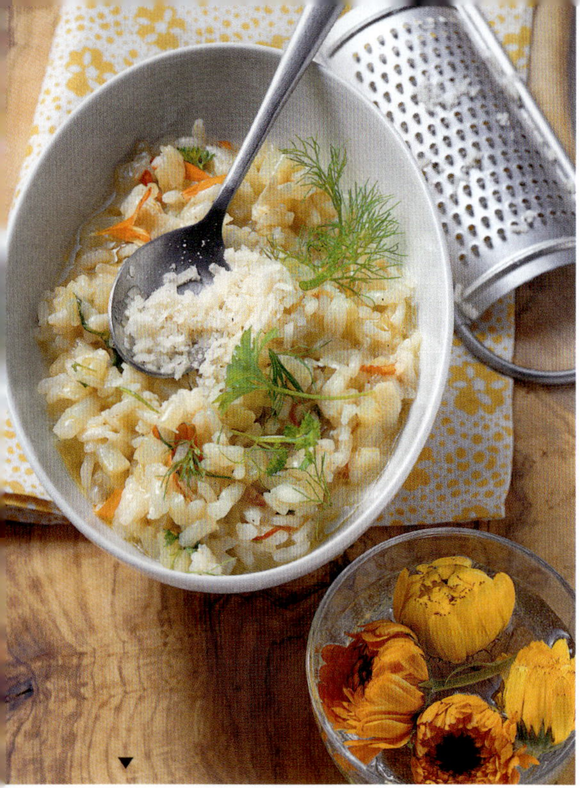

FENCHELRISOTTO

1 Zwiebel (40 g) | 1 Fenchelknolle mit Grün (200 g) | 3 EL Olivenöl | 130 g Risottoreis | 50 ml trockener Weißwein | 500 ml Gemüsebrühe | 1 große Ringelblume | 2–3 Stängel glatte Petersilie | 1 EL kalte Butter | 20 g geriebener Parmesan | Meersalz | Pfeffer aus der Mühle

Für 2 Portionen | 30 Min. Zubereitung
Pro Portion: 490 kcal, 12 g E, 23 g F, 55 g KH

1 Die Zwiebel abziehen und in feine Würfel schneiden. Nun 2 EL Olivenöl in einem kleinen Topf erhitzen. Zwiebeln darin in 1 Minute glasig dünsten. Reis dazugeben, weitere 2 Minuten bei mittlerer Hitze dünsten, mit Weißwein ablöschen und einkochen lassen. Jetzt immer nur so viel heiße Gemüsebrühe zugießen, bis der Reis gerade eben bedeckt ist. Den Risotto unter Rühren etwa 20 Minuten bei geringer Hitze köcheln lassen. Dabei nach und nach die restliche Brühe dazugießen.

2 Die Blütenblätter der Ringelblume abzupfen und etwa 5 Minuten vor Garzeitende zum Risotto geben. Dabei sollten die Reiskörner nicht zu weich sein und noch einen leichten Biss haben. Je nach Qualität der Reissorte und der Hitze kann sich die Garzeit um einige Minuten verkürzen beziehungsweise verlängern.

3 Die Petersilie waschen, trocken schütteln und die Blätter abzupfen. Einige schöne Blättchen zur Dekoration beiseitelegen und den Rest grob schneiden. Die Butter in kleine Würfel schneiden und wieder kalt stellen.

4 Den Fenchel waschen, putzen und den Strunk entfernen. Fenchelgrün in kaltes Wasser legen. Den Fenchel in 2 cm große Würfel schneiden. 1 EL Olivenöl in einer großen Pfanne erhitzen, Fenchel hineingeben, gleich mit 1 Prise Meersalz würzen und in etwa 4 Minuten bei schwacher Hitze unter Rühren weich garen.

5 Kurz vor dem Servieren den Fenchel, die Petersilie, den Parmesan und die kalten Butterwürfel in das Risotto rühren. Mit Meersalz und Pfeffer abschmecken.

6 Das cremige Risotto auf warmen Tellern anrichten. Abgetropftes Fenchelgrün und Petersilienblättchen darüber zupfen und servieren.

GEBRATENE STEINPILZE MIT PARMESAN

400 g Steinpilze | 1 kleine Knoblauchzehe | 1 Bund glatte Petersilie | 7 EL Olivenöl | 30 g Parmesan | Meersalz | Pfeffer aus der Mühle

Für 2 Portionen | 15–20 Min. Zubereitung
Pro Portion: 405 kcal, 10 g E, 39 g F, 2 g KH

1 Die Steinpilze putzen und, falls nötig, mit einem feuchten Tuch vorsichtig abreiben. Den Sand oder Erdreste an den Stielen mit einem kleinen Messer oder einer Bürste abschaben. Die Steinpilze in dicke Scheiben schneiden.

2 Den Knoblauch abziehen und fein würfeln. Die Petersilie waschen, trocken schütteln und die Blätter abzupfen. Einige schöne zur Dekoration beiseitelegen. Die übrige Petersilie grob schneiden und mit 4 EL Olivenöl in ein hohes Gefäß geben. Mit dem Pürierstab fein mixen.

3 Den Parmesan mit einem Gemüsehobel zu feinen Spänen hobeln.

4 Das restliche Olivenöl in einer großen Pfanne erhitzen. Steinpilze in das heiße Öl geben, alles gleich mit 1 Prise Meersalz würzen und bei mittlerer Hitze in etwa 3 Minuten rösten. Den klein geschnittenen Knoblauch dazugeben, noch 1 Minute weiterbraten und mit reichlich Pfeffer aus der Mühle würzen.

5 Die Steinpilze auf vorgewärmten Tellern anrichten. Mit Petersilienöl beträufeln und Parmesanspänen bestreuen. Mit den restlichen Petersilienblättern garnieren und servieren. Dieses Gericht ist eine herrliche Vorspeise oder ein feines Zwischengericht und wird am besten ganz pur mit Weißbrot serviert.

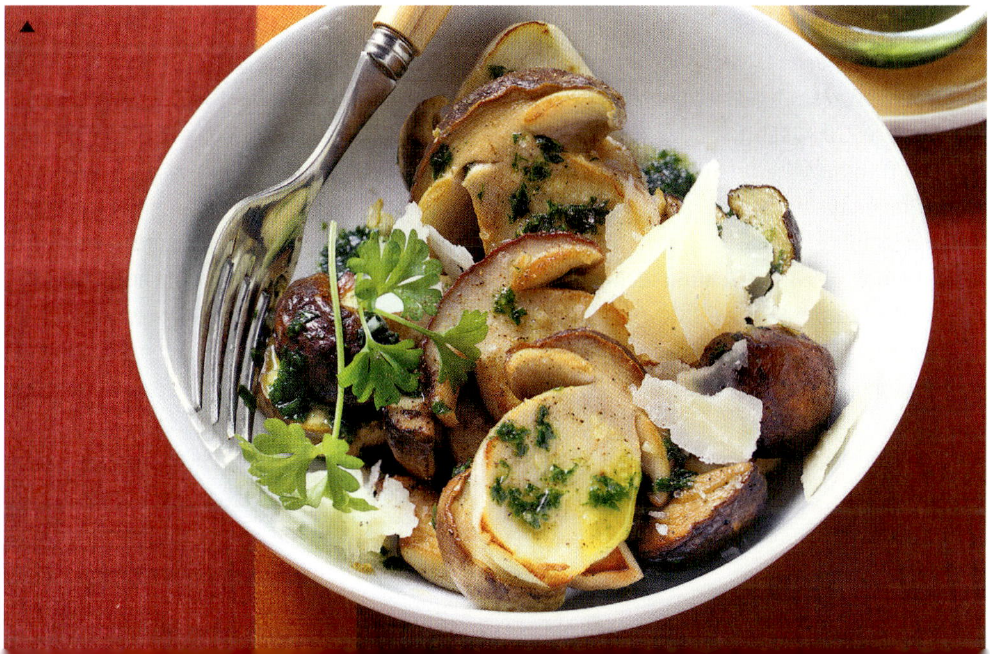

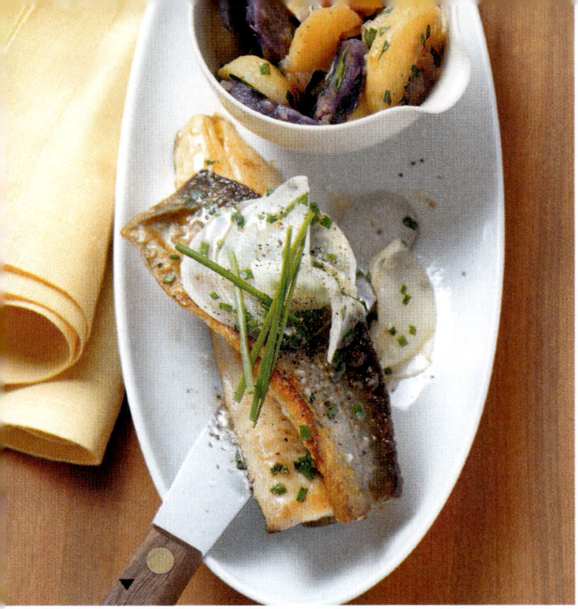

SAIBLING MIT KARTOFFELSALAT

Für den Kartoffelsalat

250 g Salatkartoffeln, z. B. Moossieglinde | 250 g Trüffelkartoffeln (lila Kartoffeln) | Salz | 1 TL Kümmelsamen | 1 Zwiebel (50 g) | 3 EL Traubenkernöl | 1–2 Stängel glatte Petersilie | 100 ml Gemüsebrühe | 2 EL Branntweinessig | 1 TL mittelscharfer Senf | 1 Prise Zucker | Pfeffer aus der Mühle

Für den Saibling

100 g Rettich | ½ Bund Schnittlauch | 3 Saiblingsfilets mit Haut (à 100 g) | Meersalz | einige Tropfen Zitronensaft | 2 EL Traubenkernöl zum Braten | 1 TL Butter

Für 2 Portionen | 45 Min. Zubereitung
Pro Portion: 535 kcal, 35 g E, 30 g F, 33 g KH

1 Kartoffeln gründlich waschen, in reichlich Salzwasser geben, Kümmel einstreuen und aufkochen lassen. Abgedeckt in 25–30 Minuten weichkochen. Abgießen, Kartoffeln schälen und in nicht zu dünne Scheiben schneiden.

2 Inzwischen die Zwiebel abziehen und fein würfeln. 1 EL Traubenkernöl in einer Pfanne erhitzen, Zwiebel darin in 3 Minuten glasig dünsten und zu den Kartoffeln geben.

3 Petersilie waschen, trocken schütteln, Blätter abzupfen und grob schneiden. Gemüsebrühe, Essig, Senf, Zucker, 2 Prisen Salz und Pfeffer in ein hohes Gefäß geben und mit dem Pürierstab mixen. Die Mischung über die Kartoffelscheiben geben und etwa 5 Minuten ziehen lassen. Nochmals mit Salz und Pfeffer abschmecken, mit 2 EL Traubenkernöl beträufeln, Petersilie dazugeben und vorsichtig mischen.

4 Rettich schälen und in dünne Scheiben schneiden. Schnittlauch waschen, trocken schütteln, einige Spitzen beiseitelegen und die übrigen Halme in feine Röllchen schneiden.

5 Fischfilets unter kaltem Wasser abbrausen, trocken tupfen und Mittelgräten mit einer Pinzette herausziehen. Nur die Fleischseiten mit Meersalz würzen und mit Zitronensaft beträufeln. 2 EL Traubenkernöl in einer großen Pfanne erhitzen, Fischfilets mit der Hautseite nach unten in das heiße Öl legen, 2 Minuten bei mittlerer Hitze kross braten und wenden. Pfanne vom Herd nehmen und die Filets weitere 2 Minuten in der Restwärme ziehen lassen.

6 Die Butter in einer zweiten Pfanne aufschäumen lassen, Rettichscheiben hineingeben und

1 Minute bei mittlerer Hitze braten. Den Rettich leicht salzen und mit Schnittlauch bestreuen. Ein Fischfilet halbieren.

7 Die Fischfilets mit Rettich und lila Kartoffelsalat auf vorgewärmten Tellern anrichten. Mit schwarzem Pfeffer aus der Mühle bestreuen, mit dem übrigen Schnittlauch garnieren und noch warm servieren.

GARNELENSPIESSE AUF WILDREIS

100 g Wildreis | Salz | 1 TL Butter | 2 Scheiben frischer Ingwer (6 g) | 1 kleine rote Chilischote | 1 kleines Stück Frühlingszwiebel (10 g) | Saft (50 ml) und abgeriebene Schale von ½ Bio-Orange | Meersalz | 1 Msp. Currypulver | 4 EL Olivenöl | 12 Garnelen ohne Kopf und Schale (etwa 300 g) | Pfeffer aus der Mühle | 1 reife Karambole (Sternfrucht, 100 g)

Für 2 Portionen | 60 Min. Zubereitung
Pro Portion: 520 kcal, 32 g E, 26 g F, 40 g KH

1 Wildreis nach Packungsanleitung in einem Topf mit reichlich kochendem Salzwasser weich kochen. Den Reis in ein Sieb abgießen, wieder zurück in den Topf geben und mit der Butter verfeinern. Bis zum Servieren abdecken.

2 Inzwischen den Ingwer schälen und fein hacken. Chili fein schneiden. Die Frühlingszwiebel in kleine Würfel schneiden. Alles in eine Schüssel geben und mit Orangensaft und -schale mischen. Mit Meersalz und Curry abschmecken und zum Schluss das Olivenöl einrühren.

3 Für die Spieße die Garnelen kalt abbrausen, mit Küchenpapier trocken tupfen. An der oberen Seite leicht einritzen, Darmfaden entfernen. Die Karambole in sechs etwa 1 cm dicke Scheiben schneiden. Auf jeden Spieß 2 Garnelen und 1 Scheibe Karambole stecken.

4 Das Olivenöl in einer großen Pfanne erhitzen. Garnelenspieße mit Meersalz und Pfeffer würzen. Die Spieße in das heiße Öl geben, 2 Minuten bei mittlerer Hitze braten und wenden. Die Pfanne vom Herd nehmen und in der Restwärme noch 1 Minute ziehen lassen.

5 Den Butterreis mit den Garnelenspießen auf vorgewärmten Tellern anrichten und mit der fruchtigen Marinade beträufelt servieren.

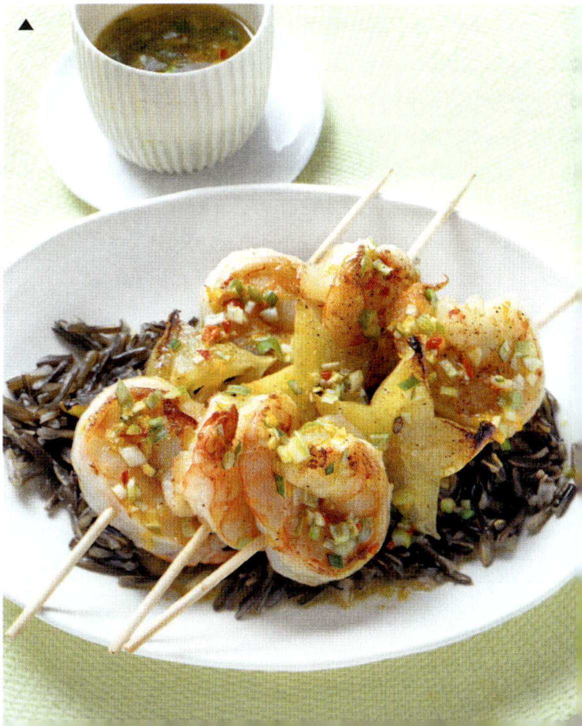

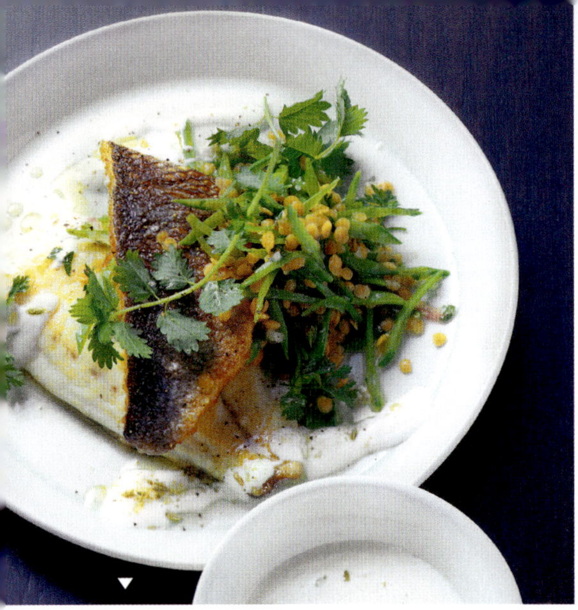

DORADE MIT ZUCKERSCHOTEN

Für die Joghurtsauce
1 Prise Fenchelsamen | 3 EL Naturjoghurt (1,5 % Fett)
Für den Salat 120 g Zuckerschoten | 60 g rote Linsen | 1 kleine Schalotte (20 g) | 2 EL Champagneressig | brauner Zucker | Salz | Pfeffer aus der Mühle | 2 EL Olivenöl | einige Stängel frischer Kerbel | 2 Stängel Pimpernelle
Für die Dorade
4 Doradenfilets mit Haut, geschuppt (à 100 g) | Meersalz | 2 EL Zitronenöl

Für 2 Portionen | 30 Min. Zubereitung
Pro Portion: 505 kcal, 49 g E, 25 g F, 22 g KH

1 Zuckerschoten putzen, Enden abknipsen und Schoten schräg in dünne Streifen schneiden. In kochendem Salzwasser 2 Minuten garen, mit einer Schaumkelle aus dem Wasser heben. Eiskalt abschrecken und in einem Sieb abtropfen lassen. Die Linsen in das heiße Salzwasser geben und je nach Sorte in etwa 8–9 Minuten weich garen, abgießen und abtropfen lassen.

2 Für die Marinade die Schalotte abziehen und fein würfeln. Champagneressig in eine größere Schüssel geben und mit je 2 Prisen Zucker und Salz sowie Pfeffer würzen. Zum Schluss das Olivenöl und die Schalotte einrühren. Die Kräuter waschen, trocken schütteln, einige Blättchen zur Dekoration beiseitelegen, den Rest abzupfen und grob schneiden.

3 Den Fisch kalt abbrausen, mit einem Küchenpapier trocken tupfen und die Haut im Abstand von etwa 2 cm 4–5-mal schräg einschneiden. Die Filets mit Meersalz und Pfeffer würzen. Das Zitronenöl in einer großen Pfanne erhitzen und die Filets mit der Hautseite nach unten in die Pfanne legen. 3 Minuten braten, wenden, die Pfanne vom Herd nehmen und den Fisch 1 Minute in der Restwärme nachziehen lassen.

4 Für die Joghurtsauce die Fenchelsamen im Mörser fein zerreiben. Joghurt in eine kleine Schüssel geben und mit dem Fenchel sowie 1 Prise Salz würzen. Die lauwarmen Linsen mit den Zuckerschoten und der Marinade mischen. Kräuter unterheben und nach Belieben mit Salz und Pfeffer abschmecken. Den lauwarmen Linsensalat mit den Fischfilets auf vorgewärmten Tellern anrichten.

5 Mit der Joghurtsauce beträufeln und den beiseitegelegten Kräutern garnieren und servieren.

FISCHEINTOPF

1 kleine Zwiebel (70 g) | 1 kleine Knoblauchzehe | 200 g Blumenkohl | 1 EL Pflanzenöl | 1 TL rote thailändische Currypaste | 1 TL Tomatenmark | 1 Dose Kokosmilch (165 ml) | 150 g Sahne | 1 Stängel Zitronengras (15 g) | 3 Kaffir-Limettenblätter | 4 Garnelen ohne Kopf (à 25 g) | 200 g Seeteufel am Stück | 2 Knurrhahnfilets ohne Haut (à 70 g) | 60 g Kirschtomaten | Salz | einige Spritzer Limettensaft

Für 2 Portionen | 45 Min. Zubereitung
Pro Portion: 540 kcal, 44 g E, 34 g F, 12 g KH

1 Die Zwiebel abziehen, halbieren und in feine Streifen schneiden. Den Knoblauch abziehen und in feine Würfel schneiden. Den Blumenkohl vom groben Strunk befreien, in kleine Röschen teilen und beiseitelegen.

2 Das Pflanzenöl in einem Topf erhitzen. Die Zwiebel bei mittlerer Hitze 1 Minute darin anschwitzen. Die Currypaste einrühren und 1 Minute rösten. Das Tomatenmark dazugeben und 1 Minute weitergaren. Mit der Kokosmilch ablöschen und 1 Minute kochen lassen. Die Dose mit 200 ml Wasser ausspülen und die Flüssigkeit mit der Sahne in die Kokosmilch rühren. Die Knoblauchwürfel dazugeben und das Curry weitere 4 Minuten köcheln lassen.

3 Das Zitronengras am dickeren Ende mit einem Messerrücken flachklopfen und halbieren. Die Limettenblätter in grobe Stücke zupfen. Blumenkohlröschen, Zitronengras und Limettenblätter zum Curry geben und bei geringer Hitze in 20 Minuten weichkochen.

4 Inzwischen die Garnelen und den Fisch unter kaltem Wasser abbrausen und mit Küchenpapier trocken tupfen. Garnelen schälen, an der oberen Seite leicht einschneiden und die schwarzen Darmfäden entfernen. Seeteufel eventuell von Äderchen und Häuten befreien. Knurrhahn evtl. mit einer Pinzette entgräten. Den Fisch in etwa 3 cm große Stücke schneiden.

5 Tomaten waschen, von den Stielansätzen befreien und jeweils halbieren. Fischstücke salzen und in das Curry geben.

6 Das Ganze 1 Minute ziehen lassen, die Garnelen und die Tomaten dazugeben und weitere 2 Minuten garen.

7 Das Fischcurry mit Salz und Limettensaft abschmecken und mit gekochtem Basmati- oder Duftreis servieren.

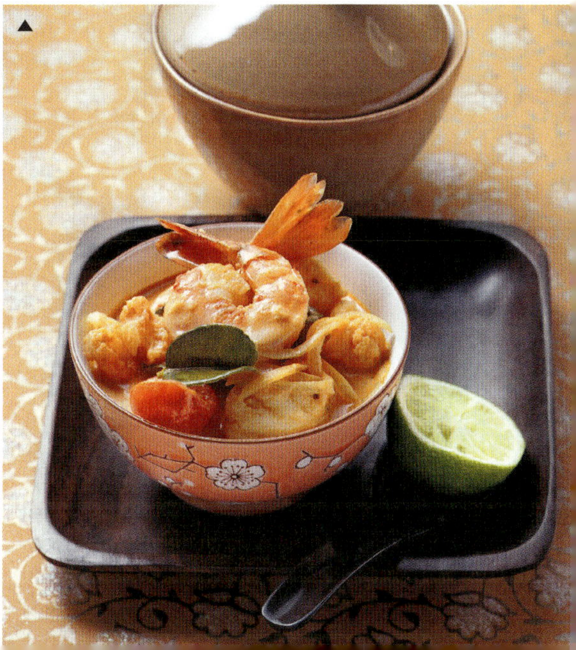

LACHS MIT SHIITAKE-PILZEN

1 Kohlrabi (400 g) | 100 g frische Shiitake-Pilze | 1 EL Butter | Salz | 2 Lachsfilets mit Haut, geschuppt (à 220 g) | Meersalz | 3 EL Olivenöl zum Braten | 1–2 Stängel glatte Petersilie | Pfeffer aus der Mühle

Für 2 Portionen | 25–30 Min. Zubereitung
Pro Portion: 610 kcal, 47 g E, 44 g F, 6 g KH

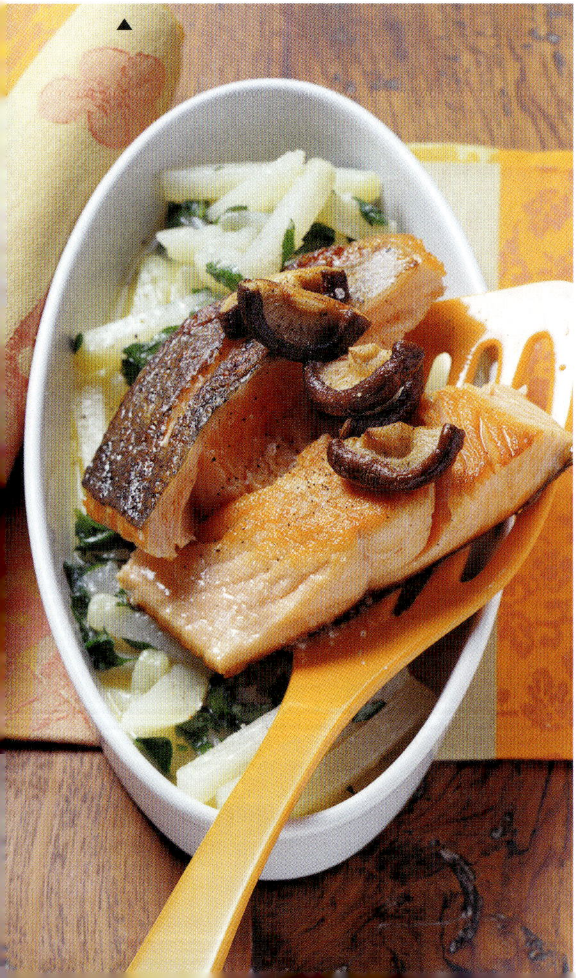

1 Kohlrabi schälen. Einige feine Blätter in kaltes Wasser legen. Kohlrabi in 1 cm breite und 6 cm lange Stifte schneiden. Shiitake-Pilze von ihren Stielen befreien und in Scheiben schneiden. Die Butter in einem Topf aufschäumen lassen. Kohlrabi kurz darin anschwitzen, mit 150 ml Wasser ablöschen und gleich mit 1 Prise Salz würzen. Abdecken und unter Rühren etwa 10 Minuten bei geringer Hitze schmoren.

2 Inzwischen den Lachs kalt abbrausen und mit Küchenpapier trocken tupfen. Die Hautseite mit einem scharfen Messer zweimal schräg einschneiden. Lachsfilets von beiden Seiten mit Salz würzen. 1 EL Öl in einer Pfanne erhitzen, Fisch mit der Hautseite nach unten in die Pfanne legen und 4 Minuten bei geringer Hitze braten. Wenden, kurz weiterbraten, Pfanne vom Herd nehmen und die Filets 3 Minuten in der Restwärme ziehen lassen.

3 In einer zweiten Pfanne das übrige Öl erhitzen und die Pilze dazugeben, mit 1 Prise Salz würzen und die Shiitake-Pilze 2 Minuten bei mittlerer Hitze rösten.

4 Petersilie waschen und trocken schütteln. Blättchen abzupfen und zusammen mit den Kohlrabiblättern grob schneiden. Kohlrabigemüse nur salzen, mit den geschnittenen Kräutern und Kohlrabiblättern verfeinern und auf vorgewärmten Tellern verteilen. Fisch mit der Hautseite nach oben auf dem Gemüse anrichten. Shiitake-Pilze auf dem Lachs verteilen, pfeffern und servieren. Die kross gebratene Haut kann nach Belieben mit verzehrt werden.

ZANDER MIT WURZELSPINAT

2 Zanderfilets mit Haut, geschuppt (à 200 g) | 1 kleine Zwiebel | 1 Knoblauchzehe | 200 g Wurzelspinat (geputzt etwa 160 g) | 4 EL Olivenöl | 80 g gelbe Linsen | 350 ml Gemüsebrühe | 100 g Sahne | Salz | Pfeffer aus der Mühle | 1 Msp. Currypulver | Meersalz

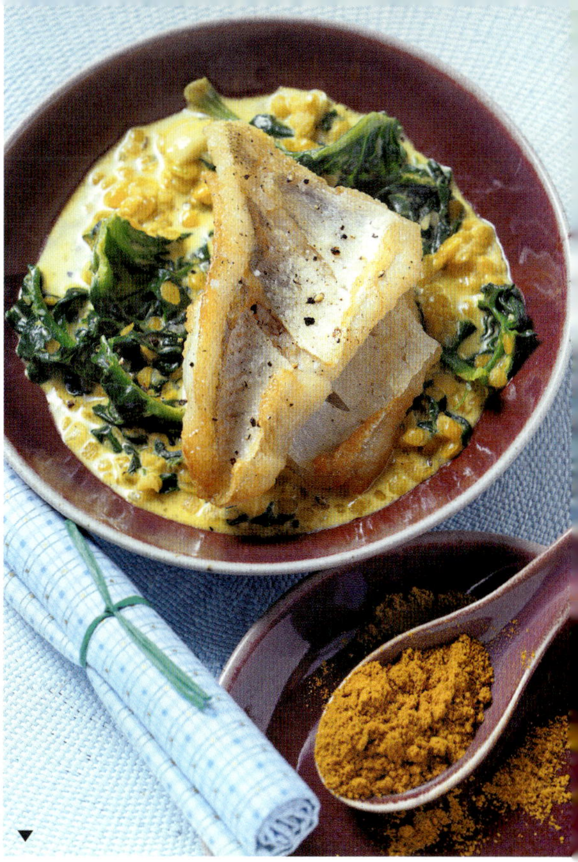

Für 2 Portionen | 15–20 Min. Zubereitung | 35–40 Min. Garzeit
Pro Portion: 660 kcal, 52 g E, 39 g F, 26 g KH

1 Die Zanderfilets kalt abbrausen, mit einem Küchenpapier trocken tupfen und mit einer Pinzette eventuell von Mittelgräten befreien. Die Fischfilets in vier gleich große Stücke schneiden und die Haut jeweils 2-mal schräg einschneiden.

2 Die Zwiebel abziehen und fein würfeln. Den Knoblauch schälen, halbieren und in feine Scheiben schneiden. Schließlich den Spinat von groben Stielen befreien, gründlich und eventuell mehrmals waschen. In einem Sieb gut abtropfen lassen.

3 In einem Topf 2 EL Öl erhitzen und die Zwiebel darin in 1 Minute glasig dünsten. Linsen und Knoblauch einrühren, 1 Minute garen, mit der Gemüsebrühe ablöschen und aufkochen lassen. Die Linsen je nach Sorte bei geringer Hitze in etwa 25 Minuten weich kochen und dabei immer wieder umrühren. Die Sahne zugießen und aufkochen lassen. Den Spinat zu den Linsen geben, durchrühren, abdecken und 5 Minuten köcheln lassen. Das Linsengemüse mit Salz, Pfeffer und Curry pikant abschmecken.

4 Den Zander von beiden Seiten salzen. Das übrige Öl in einer großen Pfanne erhitzen. Den Fisch mit der Hautseite nach unten in die Pfanne legen und bei mittlerer Hitze in 3 Minuten kross braten. Die Filets wenden, die Pfanne vom Herd nehmen und den Fisch 3 Minuten in der Restwärme ziehen lassen.

5 Das Linsengemüse mit den kross und saftig gebratenen Fischfilets auf vorgewärmten Tellern anrichten, mit frisch gemahlenem Pfeffer und 1 Prise Meersalz bestreuen und servieren.

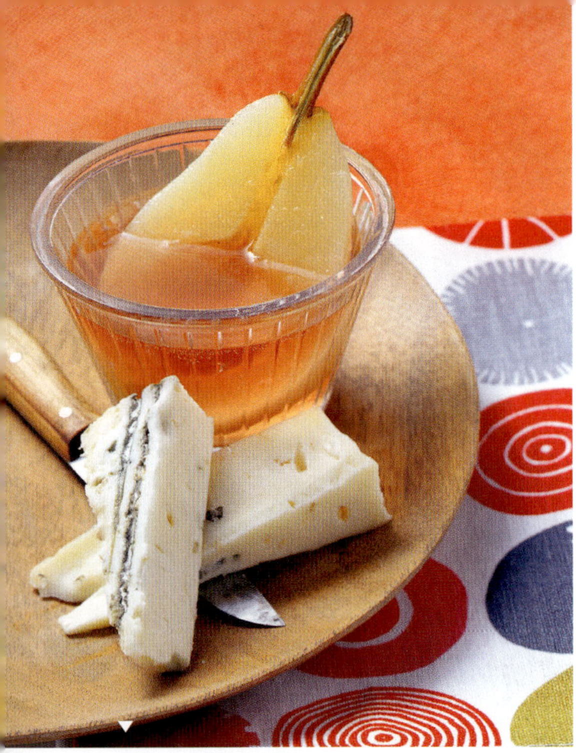

HOLUNDERBIRNE

1 reife Birne, z. B. Williams Christ | 1 Kardamomkapsel | 1 Gewürznelke | 1 EL Zucker | 1 kleines Stück Bio-Zitrone | 2 Blatt weiße Gelatine | 25 ml Holunderblütensirup | 150 ml Rosésekt oder Champagner | 100 g Gorgonzolakäse

Für 2 Portionen | 20–25 Min. Zubereitung | Kühlzeit über Nacht
Pro Portion: 335 kcal, 12 g E, 16 g F, 29 g KH

1 Birne schälen und halbieren. Den Stiel möglichst nicht entfernen und die Frucht mit einem kleinen Löffel vom Kerngehäuse befreien. Die Birnenschalen und das Kerngehäuse zusammen mit Kardamom, Nelke und Zucker in einen kleinen Topf geben. Zitrone auspressen, Saft und Schale sowie 200 ml Wasser dazugeben und alles zum Kochen bringen. Birnenhälften hineinlegen und abgedeckt bei geringer Hitze etwa 10 Minuten köcheln lassen. Die Früchte sollten nach dem Garen schön weich sein.

2 Die Gelatine in kaltem Wasser einweichen.

3 Die Birnenhälften aus dem Sud nehmen und etwas auskühlen lassen. Nun 2,5 EL heißen Birnensirup abnehmen und in eine Schüssel geben. Die Gelatine ausdrücken, in den Sirup legen und unter Rühren darin auflösen.

4 Holundersirup in die Gelatinemischung rühren. Sekt vorsichtig dazugeben und alles kurz schwenken. Birnen in Gläser oder Schalen geben, mit dem Holundersud begießen und mit Klarsichtfolie abdecken. Mindestens 4 Stunden oder noch besser über Nacht kühl stellen.

5 Gorgonzola entrinden, in Stücke schneiden und mit den Holunderbirnen servieren.

MELONEN-TOMATEN-GRANITÉ

400 g reife Wassermelone (geschält 300 g) | 1 große reife Tomate | 1 EL Puderzucker | einige Tropfen gutes Olivenöl

Für 2–4 Portionen | 10 Min. Zubereitung | 12 Std. Kühlzeit
Pro Portion: 60 kcal, 1 g E, 3 g F, 9 g KH

1 Die dicke Schale der Wassermelone entfernen und die Kerne herauslösen. Das Fruchtfleisch in grobe Stücke schneiden und in ein hohes Gefäß geben. Die Tomate waschen, den Stielansatz entfernen und die Tomate grob zerkleinern. Tomate und Puderzucker zu den Wassermelonenstücken geben und mit dem Pürierstab fein mixen.

2 Die »Melonensuppe« in eine flache Form gießen und 12 Stunden tiefkühlen. Die Masse ab und zu mit einer Gabel auflockern.

3 Die Form etwa 20 Minuten vor dem Servieren aus dem Tiefkühlfach holen und die gefrorene Melonen-Tomaten-Suppe mit einem Löffel herausschaben.

4 Die Granité portionsweise in Gläser verteilen, mit einigen Tropfen Olivenöl beträufeln und sofort als extravagantes Dessert servieren.

ANANASGRÜTZE

200 ml Orangensaft, frisch gepresst | 1 Gewürznelke | 1 Lorbeerblatt | 1 TL Puderzucker | etwa 1,5 g Johannisbrotkernmehl | 300 g Ananas (ergibt etwa 200 g Fruchtfleisch) | 200 g reife Papaya | 1 reife Maracuja

Für 2 Portionen | 15 Min. Zubereitung
Pro Portion: 135 kcal, 3 g E, 1 g F, 28 g KH

1 Den Orangensaft zusammen mit der Nelke, dem Lorbeer und dem Puderzucker in einem kleinen Topf erwärmen. Kurz vor dem Aufkochen das Johannisbrotkernmehl einrühren und unter Rühren bei geringer Hitze in etwa 1 Minute sämig einkochen. Das Lorbeerblatt und die Nelke entfernen.

2 Die Ananas schälen, braune Stellen herausschneiden und den Strunk entfernen. Die Papaya halbieren, Kerne entfernen und die Frucht schälen. Ananas und Papaya in mundgerechte Stücke schneiden. Die Maracuja halbieren und Kerne mit Saft in eine Schüssel geben. Ananas- und Papayastückchen dazugeben.

3 Den angedickten Orangensaft über das Obst gießen und vorsichtig durchrühren. Die zart abgebundene Ananasgrütze in Portionsgläser oder -schalen füllen und als leichtes Obstdessert pur oder mit Vanilleeis servieren.

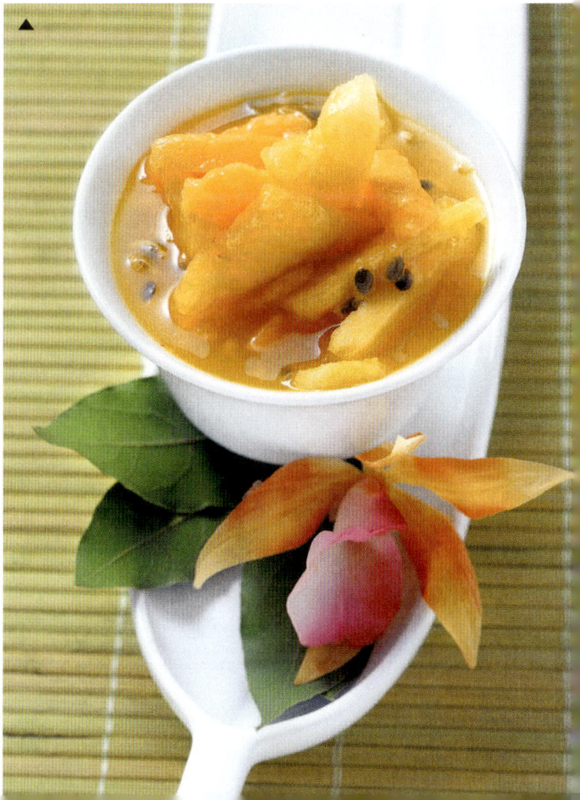

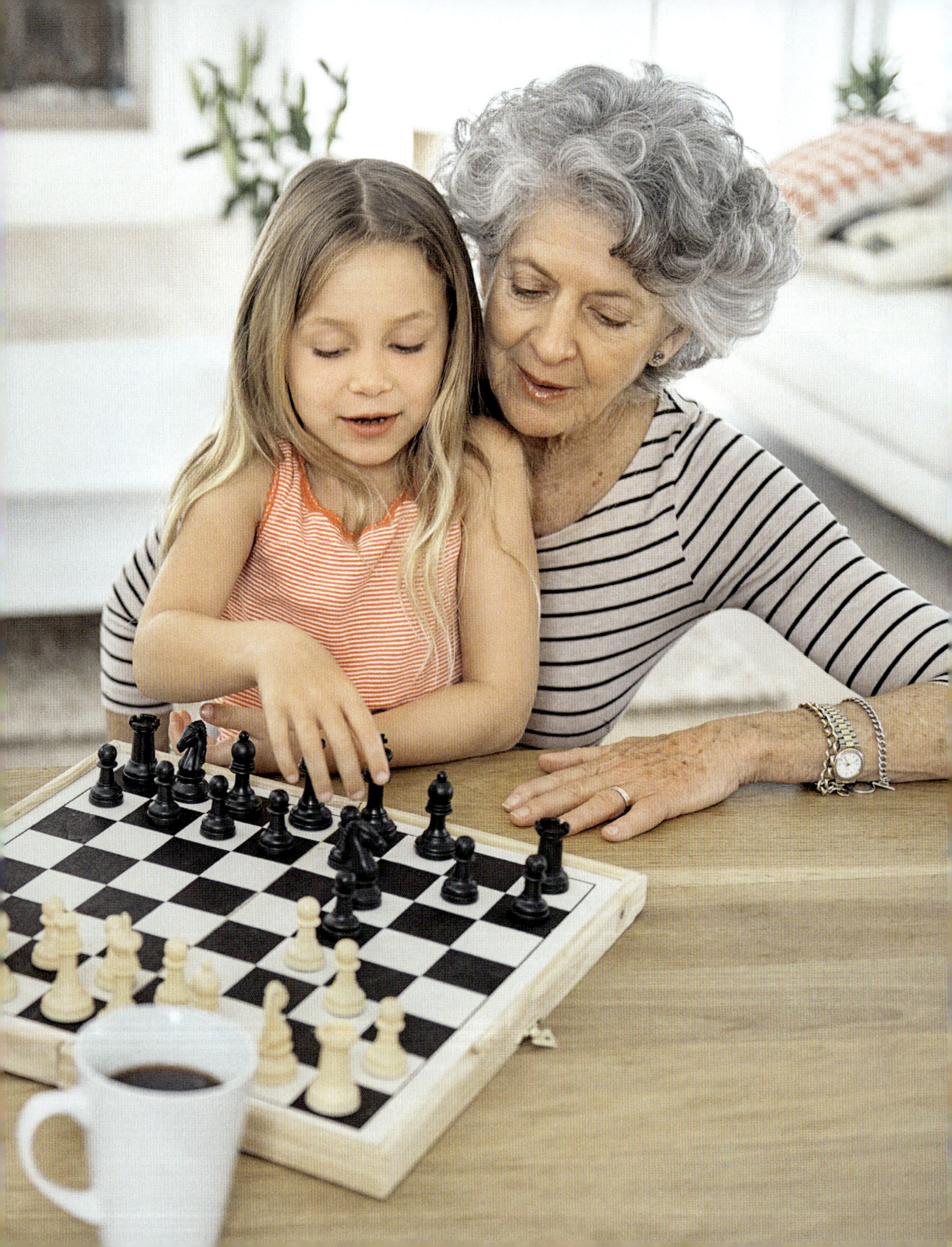

WAS SIE FÜR IHR GEHIRN TUN KÖNNEN

AUCH IN FORTGESCHRITTENEM ALTER KÖNNEN VIELE WEGE UND METHODEN DABEI HELFEN, DIE KONZENTRATION ZU FÖRDERN, MIT MEHR LEICHTIGKEIT ZU LERNEN UND DAS ERINNERUNGSVERMÖGEN ZU ERHALTEN, DARUNTER AUCH GANZHEITLICHE METHODEN WIE MEDITATION. ZUGLEICH BEUGEN SIE SO AKTIV DER DEMENZ VOR.

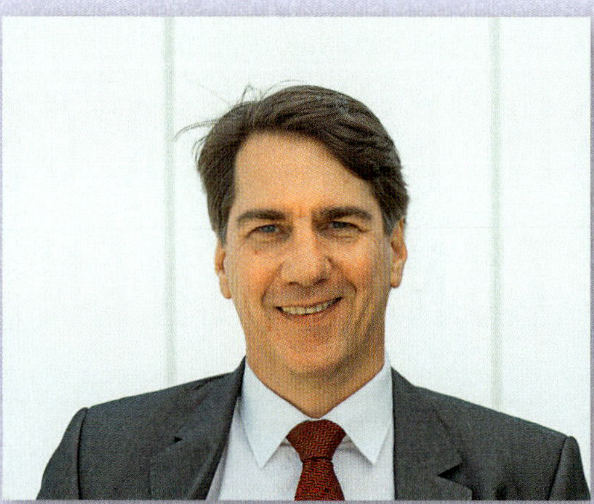

PROF. DR. JOHANNES PANTEL

Professor für Altersmedizin, Psychiater, Psychotherapeut und Geriater am Fachbereich Medizin der Goethe-Universität in Frankfurt am Main

---

»Es ist nie zu spät, um geistig aktiv zu werden und mit kreativen Beschäftigungen zu beginnen.«

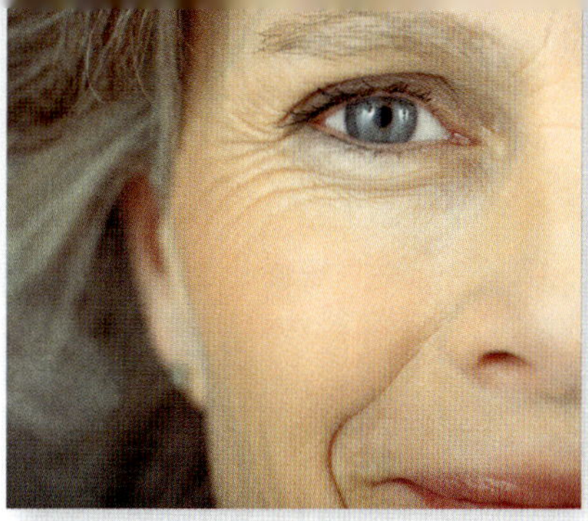

SO BLEIBEN SIE FIT IM KOPF

Der Mensch lebt nicht vom Brot allein, heißt es schon im Neuen Testament. Wurde dieser Satz ursprünglich von Jesus geprägt, um die Bedeutung des Glaubens für das Menschsein hervorzuheben, so ist er heute zu einem gefügelten Wort geworden, das uns daran erinnert, dass wir nicht nur einen Körper, sondern auch eine Seele haben.

GEISTIGES UND SEELISCHES WOHLBEFINDEN FÖRDERN

Denn so wichtig es ist, dass Sie Ihren Körper durch Bewegung und gute Ernährung fit halten, so unverzichtbar sind auch Aktivitäten, die Ihr geistiges und seelisches Wohlbefinden fördern. Und das Gute dabei ist: Geistig rege zu bleiben, gelassener zu werden und sich zu entspannen, aber auch wohltuende soziale Kontakte können Ihnen in zweifacher Weise nützen. Denn diese Bereiche tragen nicht nur zum persönlichen Glück und zur Lebensqualität bei, sondern sie fördern nachweislich auch Ihre Gehirnfitness und Ihre allgemeine Gesundheit.

Im Folgenden möchte ich Ihnen einige bewährte Anregungen dazu geben. Dabei musste ich notwendigerweise eine Auswahl treffen. Sie dürfen aber darauf vertrauen, dass alle Empfehlungen durch umfangreiches Erfahrungswissen und durch wissenschaftliche Untersuchungen abgesichert sind. Probieren Sie auch mal etwas Neues aus! Denn nur so können Sie herausfinden, was Ihnen wirklich guttut.

Trauen Sie sich!

Prof. Dr. Johannes Pantel

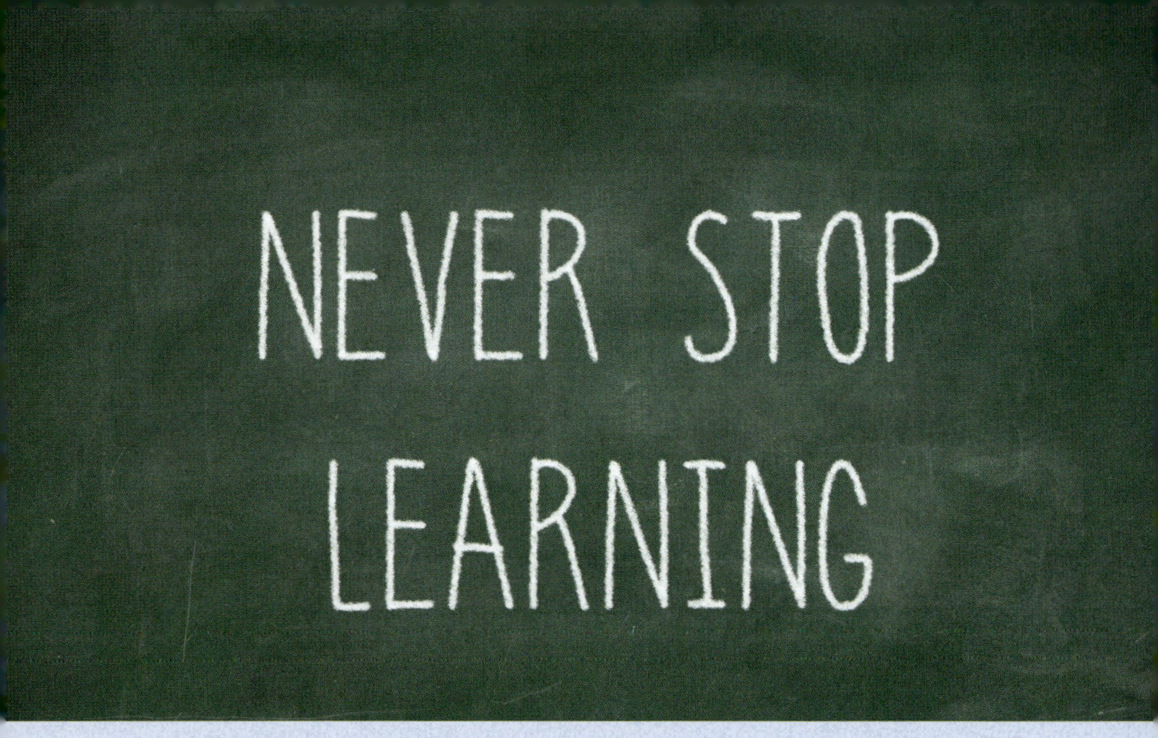

BESSER LERNEN UND ERINNERN

Folgt man Berichten in den Medien, so gewinnt man den Eindruck, als wäre Demenz ein Schicksal, auf das jeder Mensch über kurz oder lang zusteuert. Doch das stimmt keinesfalls. Sie können erwiesenermaßen vorbeugend etwas dafür tun, dass Sie bis ins hohe Alter geistig fit bleiben.

Die Methoden stützen sich auf drei Säulen: Bewegung, Ernährung und geistige Aktivität. Den ersten zwei sind die vorangegangenen Kapitel gewidmet. Ihr Fokus liegt auf Fitness, Gesundheit und Wohlbefinden.

Das Hirn will benutzt werden

Die erwünschten Wirkungen gehen jedoch weit darüber hinaus: Denn auch Psyche und Geist profitieren davon. Ja, das Gehirn ist unbedingt auf Bewegung und eine gute Ernährung angewiesen. Aber natürlich soll es auch direkt zum Einsatz kommen – Thema dieses Kapitels.

Möglichst viel Gehirnjogging?

Nun könnte man auf die Idee kommen, man müsste das Gehirn bloß möglichst viel beschäftigen, indem man dauernd Sudokus und Kreuzworträtsel löst oder über knifflige Denksportaufgaben grübelt – alles wunderbare Freizeitbeschäftigungen, die die grauen Zellen anregen, genauso wie bekanntermaßen Schach oder Bridge. Und dass das Lesen von Büchern und Zeitungen beziehungsweise Zeitschriften in der Hinsicht ebenfalls guttut, muss eigentlich gar nicht betont werden. Aber es kommt nicht nur auf die Menge, sondern vor allem auf die Art der Aufgaben an. Denn was Ihrem Gehirn besonders förderlich ist, kann mit folgenden Worten zusammengefasst werden:

Am effektivsten sind Tätigkeiten, bei denen neue Infos aktiv gesucht und verarbeitet werden.

Das wollen wir uns genauer ansehen! Zwei Bereiche, deren Nutzen fürs Gehirn sicher jedem ersichtlich ist, sind zum Beispiel:

- Theater- und Museumsbesuche sowie Vorträge und Führungen,
- Exkursionen und Reisen.

Weniger bekannt ist die Gehirn stärkende Wirkung folgender Aktivitäten:

- Musizieren, vor allem, wenn neue Stücke eingeübt werden.
- Haushaltstätigkeiten, die über die alltäglich sich wiederholenden Dinge hinausgehen, womit sich ganz neue Betätigungsfelder ergeben könnten: Ideen entwickeln, wie Routinearbeiten vereinfacht werden können; einen gesunden neuen Diätplan für die Familie erstellen; ein mehrgängiges Menü kreieren und kochen und so weiter.
- Für handwerkliche Tätigkeiten gilt gleichermaßen, dass sie über Routinearbeiten hinausgehen sollten – erst dann fordern sie das Gehirn. Also beispielsweise, wenn Sie sich überlegen, wie Sie einen Raum umgestalten können, und dann die erforderlichen Maßnahmen planen.
- Entwickeln Sie selbst weitere Wege, den Geist zu schulen! Denken Sie zuerst darüber nach, in welchen Bereichen Sie etwas Neues entwickeln können, etwa neue Abläufe festlegen, Überholtes weglassen, einmal etwas ganz Unbekanntes wagen, zum Beispiel bei der Urlaubsplanung und -durchführung. Dann überlegen Sie sich dazu jeweils sinnvolle Vorgehensweisen und Tätigkeiten jenseits der Routine und genießen den Reiz des Neuen.
- Schließlich sind soziale Aktivitäten wichtig, bei denen es auch um den Austausch von Informationen geht. Andere Meinun-

gen kennenlernen und so seinen Horizont erweitern, aber auch die eigenen Ansichten zum Ausdruck bringen.

- Nehmen Sie Kontakt zu Vereinen oder themengebundenen Zusammenkünften auf (Lesezirkel, Diskussionsrunden und so weiter). Parteien und Umweltverbände kennen keine Altersgrenze. Hier mitzumachen und miteinander zu diskutieren, ist aktive Demenzvorbeugung.

INFO

GEHIRN UND GEIST

Das Gehirn beherbergt an die 100 Milliarden Nervenzellen, die über vielfältige Vernetzungen und Verbindungen zu anderen Zellen verfügen, womit die überaus komplexe Struktur dieser »Schaltzentrale«, wie das Gehirn häufig genannt wird, zumindest angedeutet ist.
Geist ist dagegen ein philosophischer Begriff, der die subjektive Seite aller Denk-, Wahrnehmungs- und Gefühlsvorgänge umfasst. Er ist also nicht mit Verstand oder Intellekt gleichzusetzen, sondern geht darüber hinaus.
Die Gehirnforschung weiß inzwischen bei vielen geistigen Vorgängen, wie und wo sie im Gehirn stattfinden. Einfache Rückschlüsse gelten hingegen nicht: So ist bekannt, dass die Tatsache, dass das Gehirn der Männer ein wenig größer ist als dasjenige der Frauen, nichts über unterschiedliche Intelligenz aussagt. Und – für unser Thema besonders wichtig – wenngleich mit zunehmendem Alter die Zahl der Gehirnzellen abnimmt, so beeinträchtigt dies nicht die Fähigkeit, Neues zu lernen, umzudenken und bisher unbekanntes Wissensterrain zu erobern. Man muss nur etwas dafür tun! Viel wichtiger noch: Sie können etwas dafür tun!
Übrigens ist auch die Angst, alles neu Erlernte schnell wieder zu vergessen, unbegründet. Ältere lernen zwar nicht mehr so schnell wie junge Menschen. Aber das Langzeitgedächtnis tut seine Dienste auch im hohen Alter verlässlich.

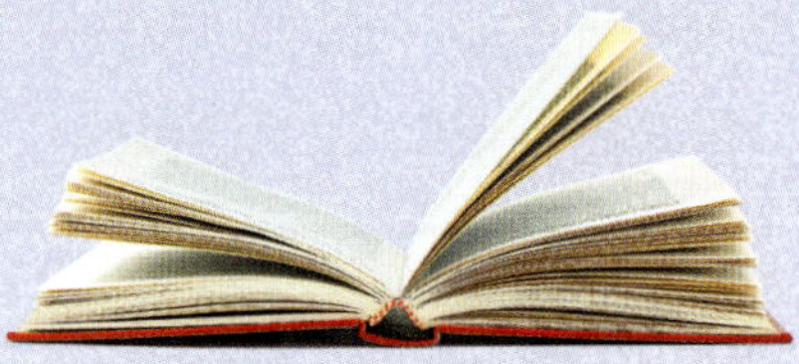

Werfen Sie einen neuen Blick auf Ihr Leben

Wissen Sie, wo Sie im Leben aktuell stehen? Was hat Sie dorthin gebracht, wo Sie jetzt sind? Und wo wollen Sie noch hin? Klarheit darüber können Sie durch die Biographiearbeit gewinnen, die ich Ihnen auf den beiden folgenden Seiten vorstellen werde. Dabei stehen zwei Dinge im Vordergrund:

- Sie werden Ihr Leben aus einem oder mehreren ganz neuen Blickwinkeln betrachten und
- aufgrund der neu gewonnenen Erkenntnisse, die Gegenwart aktiv gestalten, statt die Dinge einfach so geschehen beziehungsweise laufen zu lassen.

Negative Erfahrungen der Vergangenheit stehen hierbei nicht im Fokus, wenngleich sie natürlich auch berücksichtigt werden. Aber bei der Biographiearbeit geht es in erster Linie um das, was Sie zu der Person gemacht hat, die Sie heute sind. (Und da können Krisen natürlich durchaus eine große Rolle gespielt haben.)

Wenn Sie Ihr Leben aus dieser Perspektive betrachten, verfügen Sie über ein machtvolles Instrumentarium für die Gestaltung Ihrer Gegenwart und Zukunft. Mit der neu gewonnenen Sichtweise werden Sie vielleicht überrascht feststellen, dass die Pflänzchen, die es durch die Asphaltdecke geschafft haben, über eine besondere Stärke verfügen. Sie sind nicht verkümmert, sondern haben sich mit einem enormen Überlebenswillen an die Oberfläche gekämpft.

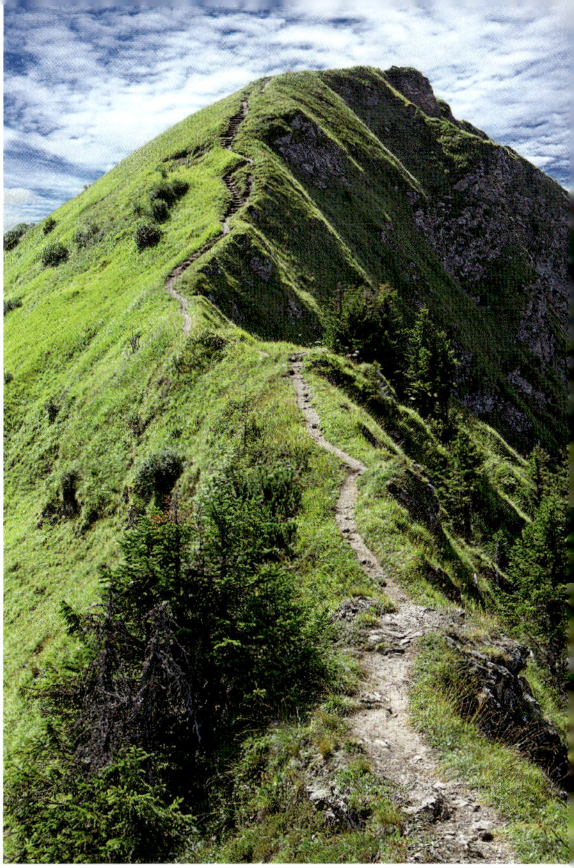

Es ist interessant, den eigenen Lebensweg in der Rückschau zu betrachten.

Was können Sie mit einer solchen Kraft anfangen? Wie können Sie sie in der zweiten Lebenshälfte konstruktiv einsetzen? Vielleicht entdecken Sie völlig neue Perspektiven. Die Auseinandersetzung mit der eigenen Biographie unter diesem Blickwinkel kann viele neue Erkenntnisse und bislang nicht bedachte Möglichkeiten bereithalten.

DIE EIGENE BIOGRAPHIE SCHREIBEN

Das Leben gleicht einem Berg, den man langsam und stetig erklimmt. Irgendwann ist eine gewisse Höhe erreicht, und von dort aus können wir uns umdrehen und einen Blick auf die Landschaft werfen. Die stellt sich dann meist ganz anders dar als beim Aufstieg.

Doch genau das macht die Rückschau auf das eigene Leben richtig spannend: Vielleicht haben Sie vor lauter schwierigen Anstiegen gar nicht bemerkt, wie weit Sie gekommen sind! Umwege und Durststrecken erscheinen im Nachhinein sinnvoll – denn nur ihnen ist es zu verdanken, dass Sie genau da sind, wo Sie hier und heute stehen.

DEN ROTEN FADEN FINDEN

Die wichtigste Aufgabe bei der hier vorgestellten Biographiearbeit lautet: Finden Sie den roten Faden Ihres Lebens. Sie glauben, diesen Faden gibt es gar nicht? Dann werden Sie wahrscheinlich eine Überraschung erleben! Spätestens in der Mitte des Lebens tritt dieser Faden in den meisten Biographien zutage, auch wenn er sich nicht immer auf den ersten Blick offenbart.

Es geht um Ihre ganz individuelle Persönlichkeit. Die ist so einzigartig wie Ihr Fingerabdruck. Vorbilder, die uns inspirieren, sind wichtig im Leben. Doch sie sollen nicht dazu verleiten, es ihnen möglichst gleichzutun. Nicht umsonst heißt es ja: Wer in die Fußstapfen anderer tritt, hinterlässt keine eigenen Spuren. Und eines ist schon mal gewiss: Jeder Mensch hinterlässt Spuren, auch wenn er zurückhaltend ist und bisher wenig gewagt hat.

Erfolg oder Misserfolg – nach diesen Kriterien sollten Sie Ihr Leben nicht bewerten, jedenfalls nicht nach herkömmlichen Kriterien. Bringen Sie sich Wertschätzung und Respekt entgegen.

DIE DINGE NEU UND ANDERS SEHEN

Legen Sie sich ein schönes Notizbuch zu. Gehen Sie Jahrzehnt für Jahrzehnt Ihres Lebens durch und schreiben Sie wichtige Dinge in Stichworten auf. Mit Beginn des Erwachsenseins, also ab dem dritten Lebensjahrzehnt, notieren Sie jeweils auch in einigen Sätzen, worum es in dieser Zeit im Wesentlichen ging, aus heutiger Perspektive betrachtet.

Die großen Wendepunkte des Lebens gehören natürlich hinein: Beziehungen, Hochzeit(en), Geburten, berufliche Entwicklungen, Umzüge und so weiter. Behalten Sie aber immer die Frage im Blick, wozu das jeweils führte. Was hat sich geändert? Welche Eigenschaften traten in den Vordergrund? Was kristallisierte sich heraus?

Krisen, Krankheiten und Todesfälle sind wichtige Eckpunkte. So schwer sie aktuell gewesen sein mögen – jetzt heißt es: die Dinge von einer anderen Warte betrachten und den Sinn dahinter sehen.

Wenn Sie einiges zusammengetragen haben, tritt der rote Faden klarer hervor. Hilfreich sind Fragen wie: Wozu war das gut? Was habe ich dabei gelernt? In welcher Hinsicht hat es mich weitergebracht? Was konnte ich dadurch hinter mir lassen?

WENDEPUNKT LEBENSMITTE

Das Annehmen und die Aussöhnung mit der eigenen Geschichte sind für sich schon überaus wertvoll. Doch es geht noch darüber hinaus: Sie gewinnen Klarheit über sich selbst. Nun haben Sie eine neue Basis. Vielleicht wollen weitere Gipfel erobert werden oder es ist Zeit für eine Umkehr – dieses Mal allerdings mit all Ihren Erfahrungen und Ihrem Wissen im Gepäck.

Viele Menschen sehen das dritte Lebensalter tatsächlich als Abstieg, jedoch im schlechtesten Wortsinn. Dabei sollte es in dieser Lebensphase besser darum gehen, das, was man sich in den früheren Lebensphasen erarbeitet und aufgebaut hat, was man erlebt hat und welche Schlüsse man daraus gezogen hat, in den weiteren Lebensentwurf einzubringen, davon zu profitieren, eventuell Änderungen vorzunehmen. Ja zur eigenen Vergangenheit zu sagen, wird Ihnen dabei helfen, auf dieser Basis Gegenwart und Zukunft zu gestalten.

INFO

WORUM ES GEHT

- Die eigene Entwicklung erkennen.
- Den Sinn in dem Weg zu finden, den das Leben genommen hat.
- Sich über das, was man im Leben erreicht hat, zu freuen.
- Das Leben aus einer neuen Perspektive zu betrachen.
- Sich selbst unbedingt das Beste zu unterstellen.

WORUM ES NICHT GEHT

- Mit seinem Lebensweg hadern
- Jede Kleinigkeit, jedes Detail aufzuschreiben.
- Anderen etwas vorzuwerfen und sich zum Opfer zu machen.
- Sich selbst zu verurteilen.
- Ganz wichtig: Es geht nicht um die Frage nach Erfolg und Misserfolg.

WICHTIG

WENN SIE BEUNRUHIGT SIND

Von kleinen Vergesslichkeiten sollten Sie sich nicht verunsichern lassen. Jedem liegt mal ein Wort auf der Zunge und es will einem nicht einfallen. Doch wenn sich die Fälle häufen, gelten zwei Grundregeln:

- Lassen Sie sich fachärztlich beraten – Ihre Hausärztin oder Ihr Hausarzt kann Ihnen sagen, an wen Sie sich wenden sollen.
- Ziehen Sie sich niemals aus Scham oder weil Sie die Reaktionen Ihrer Umgebung fürchten, zurück. Es ist ja keinesfalls gesagt, dass die Gedächtnisprobleme auf einer Krankheit beruhen. Und sollten es tatsächlich so sein, wäre ein solcher Rückzug genau das Falsche, weil ja auch das soziale Miteinander ein wichtiger Gehirnschutzfaktor ist (▸ siehe Seite 145–153).

Wann wird Vergesslichkeit problematisch?

Die Aufforderung, auch im Alter schöpferisch tätig zu sein und Hobbys nachzugehen, ist keineswegs eine nett gemeinte Plattitüde, mit der ältere Menschen dazu angehalten werden sollen, ihre Zeit sinnvoll zu nutzen. Tatsächlich konnte wissenschaftlich nachgewiesen werden, dass geistige Aktivität vor Demenz schützt, selbst wenn man erst im fortgeschrittenen Alter damit beginnt. Auch zu sogenannten leichten kognitiven Beeinträchtigungen kommt es seltener. Dazu können Erfahrungen gehören wie:

- Man vergisst, wo man Gegenstände hingelegt hat.
- Namen wollen einem einfach nicht mehr einfallen.
- Man kramt im Gedächtnis nach einer Erinnerung.
- Man weiß nicht mehr, ob man etwas geträumt oder ob man es in einem Film gesehen hat.

Aber klar, auch ein 30-Jähriger kann in die Lage kommen, nicht mehr zu wissen, wo die Brille ist. Und dass man nicht gleich jeden Namen präsent hat, ist eigentlich ganz normal – besonders wenn es sich um jemanden handelt, den man nur selten sieht. Sie tun also gut daran, nicht jedes Mal, wenn Sie etwas vergessen haben, die Anzeichen einer beginnenden Alzheimerkrankheit zu wittern. Bedeutsam wird es erst, wenn es sich auffällig mehrt und überdurchschnittlich häufig auftritt. Überhaupt ständig darüber nachzugrübeln, was dem Gehirn im Alter alles zustoßen könnte, ist kontraproduktiv. Besser: Auch wenn Sie bisher nicht allzu viel getan haben, um Ihren Geist auf Trab zu halten – fangen Sie damit so bald wie möglich an. Es lohnt sich in jedem Fall! Denn es ist nie zu spät, um geistig aktiv zu werden und mit Hobbys und kreativen Beschäftigungen zu beginnen.

Was Sie vermeiden sollten

Bisher ging es um geistige Aufgaben, die das Gehirn anregen, die Gedächtnisleistungen fördern und der Demenz vorbeugen. Es gibt bekanntlich auch Tätigkeiten, die in die entgegengesetzte Richtung wirken. Leider gehört stundenlanges Fernsehen zu den beliebtesten Freizeitbeschäftigungen vieler Menschen. Doch das Risiko, an Alzheimer zu erkranken, wird durch den ausgiebigen Fernsehkonsum erhöht! Ein Grund mehr, für geistig abwechslungsreichere Beschäftigungen zu sorgen!
Nun leben ja viele Branchen davon, immer ausgeklügeltere und vor allem immer größere Fernseher auf den Markt zu bringen. Haben Sie schon einmal bemerkt, dass ein großer Flachbildschirm die Aufmerksamkeit geradezu magisch auf sich zieht? Man muss ihn einfach einschalten. Zwar spricht nichts dagegen, sich ab und zu gezielt eine Fernsehsendung anzusehen. Aber das Heimkino als Mittelpunkt des häuslichen Lebens – darauf sollten Sie dann doch mit Rücksicht auf Ihre geistige Gesundheit lieber verzichten. Nicht zuletzt geht das viele Fernsehen zulasten sozialer Kontakte beziehungsweise des Austauschs mit anderen Menschen.

Machen Sie eine Bestandsaufnahme

Auf den folgenden beiden Seiten finden Sie einen Test, der Ihnen aufzeigt, wo Sie persönlich derzeit stehen. In welchem Maße stellen Sie sich geistigen Herausforderungen und wie aktiv nehmen Sie am sozialen Leben Ihrer Umgebung teil? Dabei geht es nicht nur um intellektuelle Beschäftigungen wie das Erlernen einer Sprache, das Lesen der Zeitung oder sogenanntes Gehirnjogging. Auch nach der Kreativität wird gefragt. Und nicht zuletzt nach kulturellen und sozialen Aktivitäten.

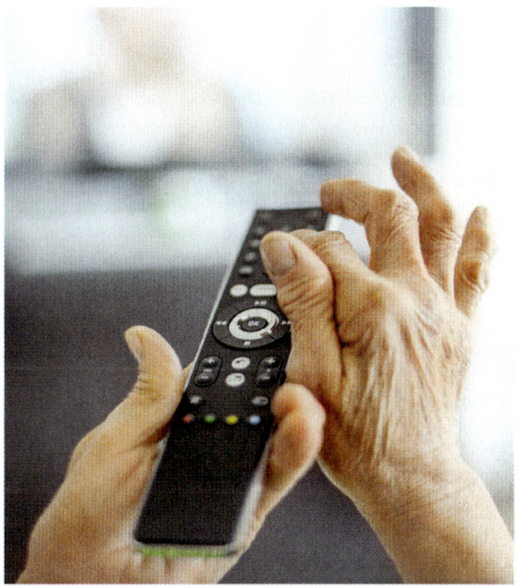

Wenn Sie täglich vor dem Fernseher sitzen, sollten Sie diese Gewohnheit überdenken.

WIE AKTIV SIND SIE GEISTIG?

Lesen, am Computer arbeiten, stricken oder handwerken – all diese Tätigkeiten sind ein selbstverständlicher Teil des Alltags vieler Menschen. Aber wie groß ist dieser Anteil genau? Machen Sie hier eine Bestandsaufnahme.

	einmal im Jahr	mehrmals im Jahr	mehrmals im Monat	mehrmals pro Woche	(fast) täglich
Buch lesen					
Zeitung lesen					
Computerarbeit					
Weiterbildung (Sprachen, Universität usw.)					
Gehirnjogging (Sudoku usw.)					
Schreiben (Brief usw.)					
Musizieren					
Spiele spielen (Brett-, Karten-, PC-Spiele usw.)					
Haushaltsarbeiten					
Handwerkliche/ kreative Tätigkeit					
Reisen, Theater-besuche usw.					
Soziale Aktivitäten					

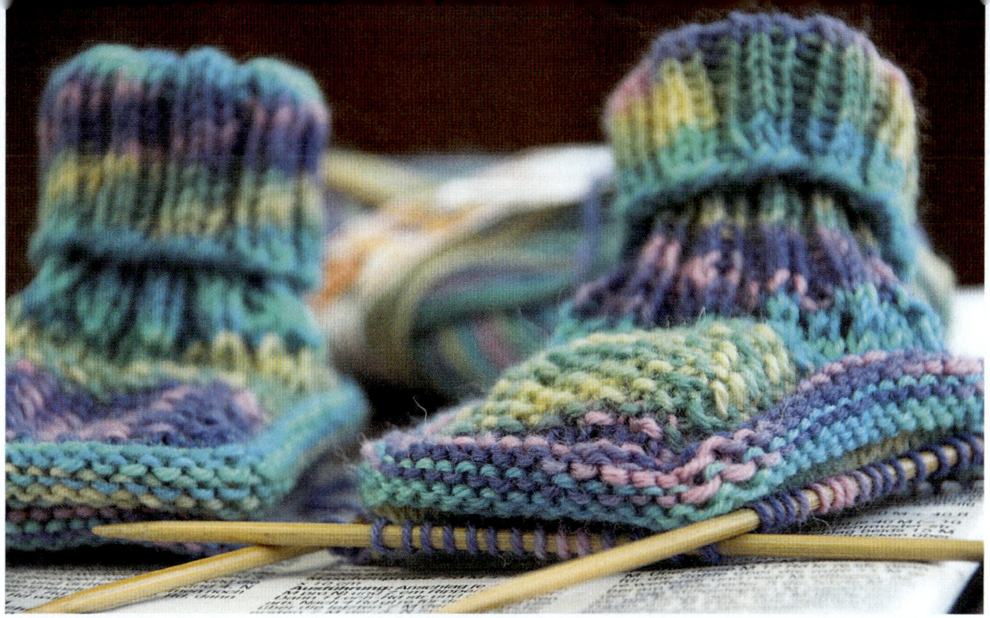

Suchen Sie sich immer neue Herausforderungen! Das können komplizierte Strickmuster sein, anspruchsvolle Zeitungsartikel oder jede Tätigkeit, bei der Sie sich geistig anstrengen müssen.

SO GEHEN SIE VOR

Kreuzen Sie bei jeder Tätigkeit in der Tabelle auf Seite 118 an, was auf Sie zutrifft. Wenn Sie etwas gar nicht gemacht haben, gibt es auch kein Kreuz. Nun vergeben Sie je nach angekreuzter Häufigkeit Punkte und zählen Sie diese zusammen: Einmal im Jahr gibt einen Punkt, mehrmals im Jahr zwei Punkte, mehrmals im Monat drei Punkte, mehrmals pro Woche vier Punkte und (fast) täglich fünf Punkte.

Würden Sie alle zwölf Tätigkeiten mit jeweils fünf Punkten bewerten, kämen Sie auf 60 Punkte, den Höchstwert. Teilen Sie nun Ihre Punktzahl durch zwölf, um so den Durchschnittswert zu ermitteln. Das ist Ihr persönlicher kognitiver Aktivitätswert (KAW). Der Begriff »kognitiv« umfasst Wahrnehmen, Denken und Urteilen und entspricht damit dem, was wir auf Seite 112 über den Geist gesagt haben.

AUSWERTUNG

Ein KAW in Höhe von fünf beschreibt also rege geistige Aktivität, während es mit einem KAW in Höhe von eins um diese nicht so gut bestellt ist. Im Rahmen einer US-amerikanischen Studie fand man heraus, dass der KAW eines durchschnittlichen etwa 80-jährigen Rentners bei drei liegt.

Um in den Genuss der Schutzwirkung solcher Tätigkeiten zu kommen, sollten Sie darauf hinarbeiten, dass Sie auf einen Wert in Höhe von mindestens vier kommen.

Je anspruchsvoller, umso größer die Wirkung

»Was Hänschen nicht lernt, lernt Hans nimmermehr!« Es gibt kaum jemand, der dieses Sprichwort nicht kennt: Ein Vorurteil, das sich hartnäckig hält. Vielleicht einfach nur, weil dieser Spruch so eingängig ist … Wahrer wird er dadurch aber nicht! Das zeigen wissenschaftliche Erkenntnisse eindeutig. Wenn Sie Ihr Gehirn beim Erlernen von etwas Neuem mit bislang unbekannten Informationen füttern, stimulieren Sie vor allem diejenigen Hirnregionen, in denen der altersbedingte Verlust von Nervenzellen vergleichsweise groß ist.

So bringen Sie es zur Meisterschaft

Man ist nie zu alt, um etwas Neues zu lernen. Die folgenden Tätigkeiten stellen allesamt besondere Herausforderungen dar, sind daher aber auch umso ergiebiger für die kleinen grauen Zellen:

- Musik bringt Sie zum Mitschwingen? Dann lernen Sie ein Instrument (▸ **siehe Seite 121**).
- Sie fahren öfters nach Italien, können aber außer ein paar Worten immer noch kein Italienisch? Dann wird es höchste Zeit. Erlernen Sie die Sprache des Landes, für dessen Kultur Sie sich interessieren.
- Sie wollten schon immer Ihrem Enkel imponieren und haben außerdem ein Faible für Computer? Dann befassen Sie sich doch näher mit einer Programmiersprache oder einem Softwareprogramm.
- Ihr Forscherdrang lag bisher brach oder beschränkte sich darauf, die optimale Route zum Urlaubsort herauszufinden? Welches Thema interessiert Sie außerdem? Ob Bibliotheken oder das Internet – hier wartet das gesamte Wissen der Welt nur darauf, entdeckt zu werden. Recherchieren Sie und verfassen Sie ein kurzes Referat, das Sie im Klub oder im Verein vortragen können.
- Einen Artikel oder auch ein Buch zu schreiben bietet sich an, wenn Ihnen ein Thema besonders am Herzen liegt und Sie Ihre Erkenntnisse auch anderen mitteilen wollen. Von Vereinsmagazinen bis zum Selbstverlag stehen zahlreiche Publikationsmöglichkeiten zur Verfügung.
- Sie spielen gern und gut Schach? Haben Sie sich schon mal überlegt, es im Rahmen eines Turniers zu versuchen? Ein solches Turnier können Sie natürlich auch selber ins Leben rufen.
- Womit wir beim Projektmanagement wären. Auch hier ist das Angebot groß. Ehrenamtliche und karitative Einrichtungen sind dankbar, wenn es jemanden gibt, der sich einer solchen Aufgabe annimmt.
- Dies sind nur ein paar Vorschläge für diejenigen, die ihr Gehirn zu Spitzenleistungen bringen wollen. Einen davon will ich hier näher vorstellen.

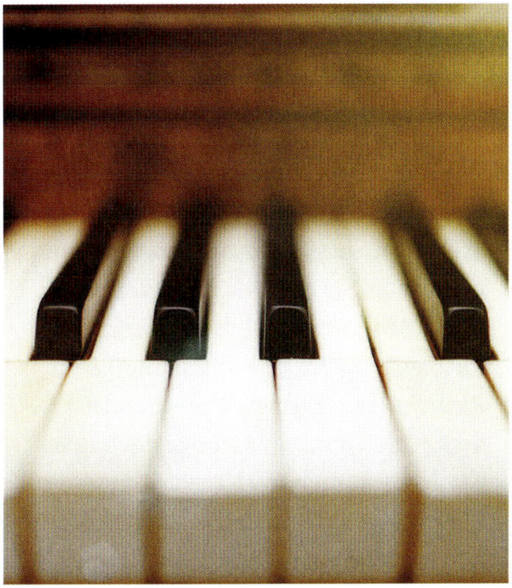

Wer Klavier spielt, sorgt dafür, dass viele Informationen zwischen beiden Gehirnhälften ausgetauscht werden.

Musizieren fürs Gehirn

Ein Instrument können Sie auch mit Siebzig Jahren noch lernen, selbst wenn es das erste Mal in Ihrem Leben ist und Sie keine Noten lesen können. Es ist nie zu spät, und Erfolgserlebnisse sind schön! Natürlich geht es nicht darum, dass Sie Konzertreife erlangen, sondern darum, dass Sie etwas für Ihr Gehirn tun – und übrigens auch ganz einfach Freude haben. Sollten Sie schon mit einem Instrument Erfahrung gesammelt haben, dann bleiben Sie dran und üben Sie regelmäßig weiter. Es ist wissenschaftlich erwiesen: Gegenüber Menschen, die kein Instrument spielen, weisen Musiker in bestimmten Hirnregionen ein größeres Volumen auf, was mit höherer Aufmerksamkeit und einem besseren Arbeitsgedächtnis einhergeht. Für den Fall, dass Sie jetzt erst mit dem Musizieren loslegen wollen, nur zu! Veränderungen in der Hirnaktivität lassen sich schon relativ kurz, nachdem man begonnen hat, nachweisen: So arbeiten etwa die Hirnrindengebiete, die für die Bewegung der Hände zuständig sind, bereits nach einer Woche Klavierüben effizienter.

Lieber gleich zum Studieren an die Uni?

Ein Seniorenstudium ist heute institutionalisiert und man fällt nicht mehr als Sonderling auf. Die Vorzüge liegen auf der Hand:

- Sie erarbeiten sich ein neues Wissensgebiet oder vertiefen Ihre Kenntnisse, wenn Sie beispielsweise an ein früher einmal begonnenes Studium anknüpfen.
- Sie erfüllen durch die geistige Auseinandersetzung mit dem Studienfach die besten Voraussetzungen für die Demenzvorbeugung (▸ siehe Seite 117).

Wenn Sie etwas Größeres angehen wollen, aber die Universität und ein Seniorenstudium nicht Ihr Ding ist – Fortbildungen aller Art gibt es heute zuhauf: Und dass sich beispielsweise im Bereich alternativer Gesundheitsmethoden über 60-Jährige beruflich aus- oder fortbilden, ist längst keine Seltenheit mehr.

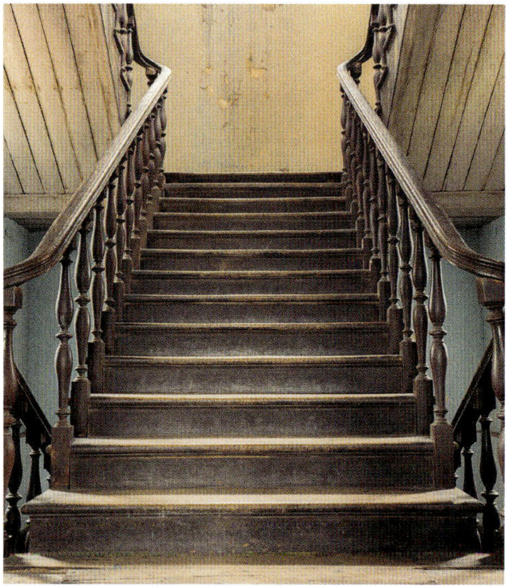

Der Weg ist das Ziel: Geben Sie also nicht vorschnell auf, sondern bleiben Sie dran!

Leichter gesagt als getan

Der Weg zur Hölle ist bekanntlich gepflastert mit guten Vorsätzen. Vielleicht haben Sie ja in Ihrem Leben auch schon die Erfahrung gemacht, dass die tollsten Pläne an der praktischen Umsetzung scheiterten. Hinzu kommt, dass viele Menschen, je älter sie werden, davor zurückschrecken, etwas Neues zu beginnen. Das ist durchaus verständlich, denn es verleiht auch Sicherheit, das zu tun, was man schon immer getan hat. Aber es bringt einen eben auch nicht weiter. »Kann ich das?« – »Was wohl die anderen dazu sagen werden?« – »Bei mir hat sowas doch noch nie geklappt!« Solche oder ähnliche Zweifel mögen auftreten – lassen Sie sich davon nicht beirren. Bleiben Sie bei dem, was Sie inspiriert! Es gibt ein paar Kniffe, die Sie dabei unterstützen, Ihre Wünsche in die Tat umzusetzen:

- Schreiben Sie sich Ihr Vorhaben auf und unterteilen Sie es in kleinere Etappen. Eltern scheitern bei ihren Sprösslingen ja meist mit der Ansage »Bitte räum dein Zimmer auf«. Erfolgversprechender ist es, dem Kind zu sagen, es möge doch den Tisch aufräumen, als Nächstes dann die Spielecke und so weiter. Das Vorgehen in überschaubaren Schritten funktioniert auch bei Erwachsenen. Probieren Sie's aus! Erstellen Sie für sich einen realistischen Stufenplan (schriftlich!).
- Werden Sie sich über Ihre Motivationen und Ziele klar, etwa: Freude erfahren, ein gutes Körpergefühl, gesünder leben, etwas fürs Gehirn tun, sehen, wie man mit einer Herausforderung umgeht, sich einen Kindheitswunsch erfüllen (zum Beispiel ein Instrument spielen), neue Freunde gewinnen und so weiter.
- Die Anerkennung von anderen kann auch ein Ziel sein, es sollte jedoch nicht im Vordergrund stehen.
- Zwischendurch eine Belohnung für ein erreichtes Etappenziel darf schon sein.
- Identifizieren Sie Motivationskiller (»Zu müde!«, »Hilft ja doch nichts« …) und entwickeln Sie Strategien dagegen.

Die Welt mit allen fünf Sinnen erleben

Auch wenn Sie Ihre sinnlichen Wahrnehmungen schulen, tun Sie Ihrem Gehirn etwas Gutes. Ist das nicht eine wunderbare Nachricht? Das klingt nach einer Menge Spaß und kaum nach Anstrengung!
Fünf Sinne stehen uns zur Verfügung, und zwar das ganze Leben lang: Sehen, Hören, Riechen, Schmecken und Tasten. Mit ihnen ergeht es vielen Menschen ähnlich wie mit dem Atmen: Sie machen es ständig – weil es ja auch gar nicht ohne geht –, aber nicht bewusst. Und ebenso wie das bewusste Atmen (▸ **siehe Seite 137**) kann auch das bewusste Einsetzen der Sinnesorgane Ihre Lebensqualität erheblich steigern. Und das gilt natürlich für jedes Lebensalter!
Allerdings können sich im Alter Hindernisse für die Freude am sinnlichen Erleben häufen. So verschlechtert sich die Funktion der Sinnesorgane mit den Jahren, und das oft schon um den 40. Geburtstag herum: Altersweitsichtigkeit stellt sich langsam ein, das Hörvermögen nimmt ab und der Geschmackssinn lässt ein wenig nach ...
Grund genug zu lernen, die Sinne nicht nur ganz bewusst einzusetzen, sondern sie darüber hinaus zu schulen und so dafür zu sorgen, dass sie weiterhin Freude bereiten. Eine Art Achtsamkeitstraining sozusagen.
Übrigens besitzt jeder Mensch seine ganz individuellen Stärken im Zusammenhang mit den Sinnesorganen – nicht umsonst gibt es beispielsweise die Unterscheidung von visuellen, auditiven, kinästhetischen und haptischen Lerntypen. Beim visuellen Lerntyp bleibt vor allem haften, was er sieht, beim auditiven Lerntyp das, was er hört, und die kinästhetischen und haptischen Lerntypen erinnern am besten, was sie berühren, ertasten und über Bewegen erfahren konnten. Doch unabhängig von Ihrer bevorzugten Wahrnehmungsweise – zu wissen, welcher Typ man ist, ist selbstverständlich für den eigenen Lernerfolg äußerst hilfreich –, tun Sie natürlich gut daran, auch die anderen Sinne einzusetzen und zu fördern.

Die Augen – Tore zur Seele

Eine weitverbreitete Augenerkrankung im Alter ist der sogenannte graue Star (Katarakt): Dabei trüben sich die klaren Linsen in den Augen infolge des natürlichen Alterungsprozesses ein, was dazu führt, dass das Bunt der Welt immer mehr zum Grau in Grau wird. Inzwischen gibt es die Möglichkeit, eine künstliche Linse einzusetzen und so wieder für klare Sicht zu sorgen – heute ein Routineeingriff. Es braucht also niemand mehr den grauen Star zu fürchten.
Die Welt mit dem Alter zunehmend Grau in Grau getaucht zu sehen, kann auch zu einer psychischen Belastung werden. Nichts macht mehr so recht Freude, Abwechslungen scheint es kaum mehr zu geben. Doch dagegen lässt sich manches unternehmen.

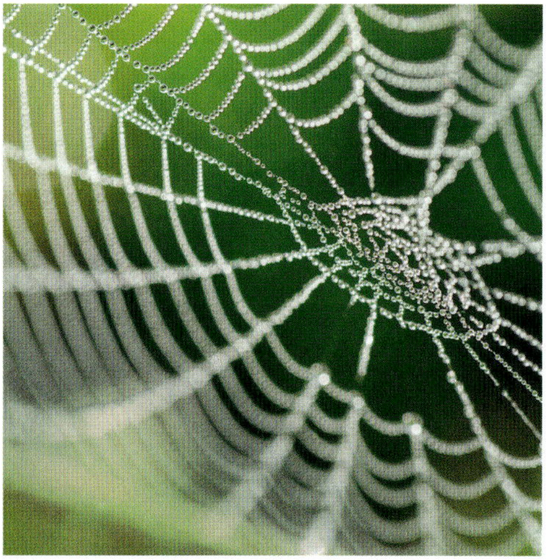

Fokussieren Sie ein Detail und entdecken Sie die Vielfalt, die im Einfachen liegt.

Sicherlich haben Sie eine Lieblingsfarbe. Und wenn nicht, dann versuchen Sie doch herauszufinden, welche das ist, auch den genauen Farbton. Blau ist nämlich nicht gleich Blau – da gibt es, wie übrigens bei jeder Farbe, ungezählte Schattierungen. Der eine mag Hellblau und findet ein leuchtendes Königsblau gar nicht schön, für einen anderen ist Türkisblau das Nonplusultra.
Farben machen Freude, vielleicht haben Sie das schon bemerkt. Wenn etwas genau den Farbton trägt, den Sie bevorzugen, dann brauchen Sie es nur eine Weile anzusehen und Sie werden bemerken, dass es sich positiv auf Ihre Stimmung auswirkt. Das können Vorhänge sein, Blumen, die Wandfarben in Ihrem Wohnzimmer, das Meer, die Rinde eines Baumes und so weiter. Was könnten Sie sich in Ihrem Farbton zulegen? Ein Kleidungsstück? Eine Decke? Irgendeinen Gegenstand, zum Beispiel eine Kerze? Experimentieren Sie aber auch mit Farben, die Ihnen weniger liegen. Blicken Sie eine Weile hin und beobachten Sie, wie sich das auf Sie auswirkt. Was für Gedanken kommen Ihnen in den Sinn?
Sehen Sie sich in Ihrer Wohnung, Ihrem Haus um. Welche Farben herrschen bei der Einrichtung vor? Oder mögen Sie es nicht gern bunt? Dann wäre zu überlegen, ob Sie nicht etwas in Ihrer Lieblingsfarbe dazunehmen, etwa ein schönes Kissen als Blickfang im Wohnzimmer.
Auch die Natur bietet sich dafür an, Ihren visuellen Sinn zu schulen. Alle Formen und Farben sind dort vorhanden: der Vollmond mit seiner perfekten Kreisform, der Regenbogen als Halbkreis und ausgestattet mit dem kompletten Farbspektrum, die ungezählten Grüntöne von Pflanzen, Sträuchern und Bäumen, die Transparenz von Tautropfen, die unterschiedlichen Formen von Blättern, die Spiegelungen von Bäumen im Wasser … Finden Sie heraus, wo es in der Natur gerade Linien gibt!
Sie merken schon: Ihrem Forscher- und Entdeckergeist sind hierbei keine Grenzen gesetzt. Sie können Blätter im Herbst trocknen und daraus ein eigenes Bild entwerfen. Oder Sie streichen einen Balkonstuhl in Ihrer Lieblingsfarbe an. Werden Sie kreativ!

Und noch eine Anregung: Auch Windspiele ziehen Augen und Ohren magisch an. Sie können eines auf dem Balkon, am Fenster oder im Garten anbringen – beobachten Sie, wie es Ihre Aufmerksamkeit – und vielleicht diejenige anderer – auf sich lenkt.

Hören Sie genau hin!

Wie den Sehsinn, so kann man auch den Hörsinn auf vielerlei Arten anregen. Wenn Sie Tierliebhaber sind, können Sie lernen, Vogelstimmen zu unterscheiden und den verschiedenen Vogelarten zuzuordnen.
Oder Sie gehen mal wieder in ein Konzert. Auch zu Hause können Sie sich an Ihren musikalischen Vorlieben erfreuen: Hören Sie Radio oder Ihre alten Schallplatten und Tonbandaufnahmen. Eventuell haben Sie die alten Wiedergabegeräte ja noch. Sind Sie Liebhaber klassischer Musik? Wie wäre es, die Aufnahmen eines bestimmten Stücks unterschiedlicher Interpreten miteinander zu vergleichen? Welche gefällt Ihnen davon besser? Und warum?
Vielleicht haben Sie aber auch Freude an Hörspielen und es interessiert Sie, wie die diversen Sprecher ihren jeweiligen Part über die Stimme herüberbringen.
Überhaupt – welche Stimmen Ihrer Freunde und Bekannten mögen Sie besonders gern? Und können Sie beschreiben, weshalb?
Oder Sie gehen es andersherum an: Sie machen eine der in diesem Buch vorgestellten Meditationsübungen (▸ **siehe Seite 134–139**).
Dazu sollten Sie sich ja in einer angenehm ruhigen Umgebung befinden. Wenn man ganz auf die Stille angewiesen ist, fallen einem auf einmal alle möglichen Geräusche auf. Ein tropfender Wasserhahn? In der Ferne das Martinshorn eines Rettungsfahrzeugs? Ein Windzug? Der Rasenmäher in Nachbars Garten? Ihr eigener Magen, der knurrt? Hören Sie in die Stille hinein. Und nehmen Sie auch einmal die Stille an sich wahr. Wie hört sie sich an? Können Sie die Stille räumlich erfassen?
Sie sehen, es gibt auch hier eine Vielzahl an Möglichkeiten. Und es macht obendrein Spaß, diese zu nutzen.

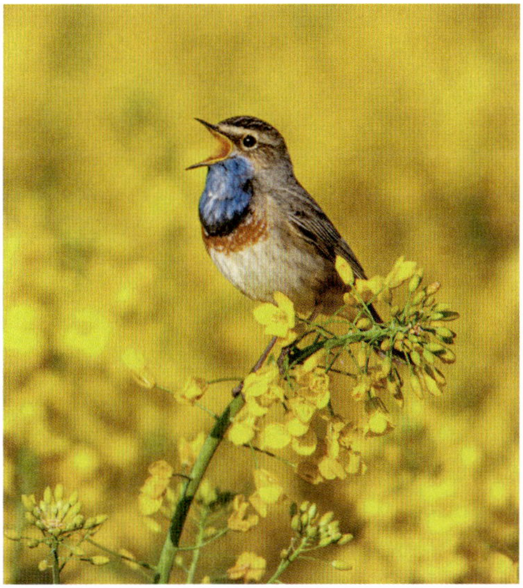

Vogelstimmen können Sie hören lernen. Im Internet gibt es hervorragende Audio-Seiten.

Werden Sie zum Gourmet

Fertiggerichte, Junkfood – mittlerweile sind bereits die Geschmackssinne von Kindern abgestumpft. Zu viel Zucker, zu viel Salz, zu viel Geschmacksverstärker stecken in vielen Fertigprodukten. Da schmeckt der Erdbeerjoghurt, in dem statt echten Erdbeeren nur künstliche Aromen verarbeitet wurden, vielleicht intensiver als die frisch gepflückte Erdbeere – aber dafür immer gleich.

Und für viele Obst- und Gemüsesorten gilt leider mittlerweile, dass sie schlicht und ergreifend kaum mehr einen Eigengeschmack besitzen. Kaufen Sie daher saisonal und regional ein. Und möglichst auch biologisch. Solche Nahrungmittel sind von höherer Qualität und schmecken.

Können Sie den unterschiedlichen Geschmack verschiedener Apfelsorten erkennen? Was für Geschmacksrichtungen können Sie wahrnehmen? Es gibt ja nicht nur süß, salzig, bitter und sauer. In der ayurvedischen Küche etwa kennt man zwei weitere Geschmacksrichtungen: scharf und herb, während uns die Japaner noch den Elementargeschmack »umami« (würzig/fleischig) nahegebracht haben.

Gerade beim Thema Geschmack sind die Möglichkeiten des Übens schier unendlich. Am besten nehmen Sie dabei Ihren Sehsinn

TIPP

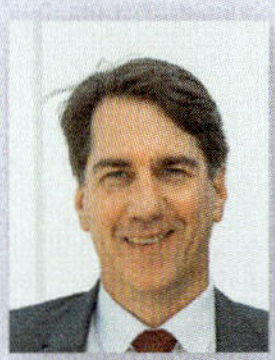

SINNLICH EINKAUFEN

Bewusst und mit allen Sinnen das Essen zuzubereiten, das fängt schon beim Einkaufen an.

Sehen: Natürlich orientieren wir uns beim Einkaufen auch an dem, was wir sehen. Die Formen und Farben von Obst und Gemüse spielen durchaus eine Rolle. Das Design des Weinetiketts natürlich ebenfalls.

Hören: Manche Früchte geben einen anderen Ton von sich, sobald sie reif sind: Klopfen Sie beispielsweise an eine Wassermelone – ist der Klang voll und dunkel, so ist sie reif.

Riechen: Suchen Sie zum Beispiel gezielt nach Karotten, die duften, im Gegensatz zu solchen ohne typischen Geruch.

Tasten: Der Reifegrad vieler Früchte lässt sich mit minimalem Fingerdruck erspüren. Das funktioniert, man muss nicht den Finger hineinbohren.

Schmecken: Manche Händler erlauben eine Kostprobe – nutzen Sie die Möglichkeit. Zu Hause genießen Sie dann beim Kochen und Essen weiter.

zurück. Denn dass das kräftige Rot einer Tomate nichts über deren Geschmack aussagt, ist hinlänglich bekannt – wenngleich die Verlockung, sie zu kaufen, bei den meisten Menschen gegeben ist.
Wenn Sie sich intensiv auf das Schmecken einlassen, werden Sie mit der Zeit zu einem echten Gourmet werden.

Wie riecht der Winter?

Auch Gerüche und Düfte bieten ein riesiges Übungsfeld der Sinnesschulung. Machen Sie dabei bitte einen großen Bogen um Parfümerien (es sei denn, Sie möchten sich ein Parfüm kaufen). Doch mit den intensiven Düften dort erreichen Sie eher, dass Ihr Geruchssinn abstumpft.
Es darf und soll ruhig ein wenig subtiler sein. Nehmen Sie, wo Sie auch sind, den Geruch wahr: in Räumen, in der Natur, bei sich zu Hause … Und wie riechen eigentlich unterschiedliche Jahreszeiten? Sie können auch an das Thema Gourmet (▸ **siehe Seite 126**) anknüpfen: Wie riecht eine Banane? Eine Birne? Können Sie am Geruch erkennen, wann Zwiebeln glasig gedünstet sind?

Tasten, berühren, massieren

Viele Menschen, die im Alter allein leben, können sich gar nicht mehr erinnern, wann sie das letzte Mal jemand in den Arm genommen hat. Das wird eine Massage nicht wettmachen, aber sie kann das wunderbare Gefühl vermitteln, gehalten zu werden, und die Berührungen können etwas zutiefst Beruhigendes haben. Allerdings nicht, wenn es eine Sportmassage ist – die wäre ohnehin zu gefährlich, denn für Menschen, die Osteoporose haben, könnte eine zu forsche Bewegung zu einem Rippenbruch führen. Doch es gibt heute viele Möglichkeiten im Wellnessbereich, sich sanft massieren zu lassen. Der Gesundheit erweisen Sie damit obendrein einen Dienst. Spüren Sie auch, wie es sich anfühlt, wenn die Hand für eine Weile irgendwo am Rücken liegen bleibt.
Das können Sie übrigens auch bei sich selbst machen: Legen Sie die Hand auf diese Stelle. Lassen Sie die Wärme in den Körper strömen. Warten Sie ab, was geschieht.

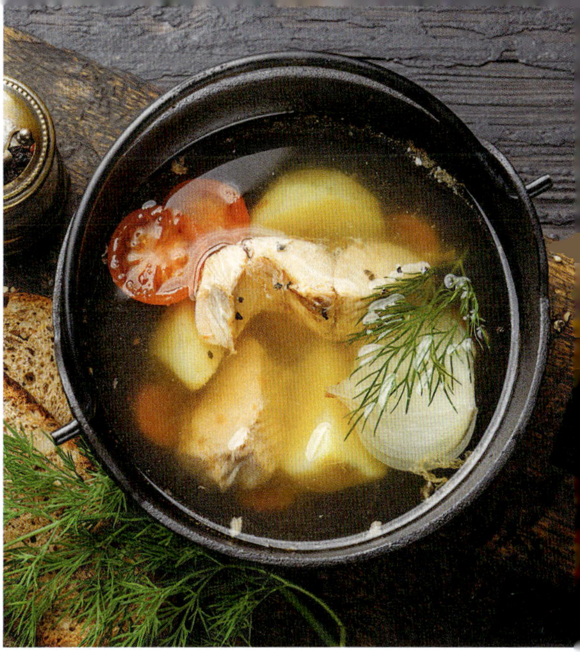

Werden Sie zum Gourmet, essen Sie bewusst und bevorzugen Sie frisch zubereitete Speisen.

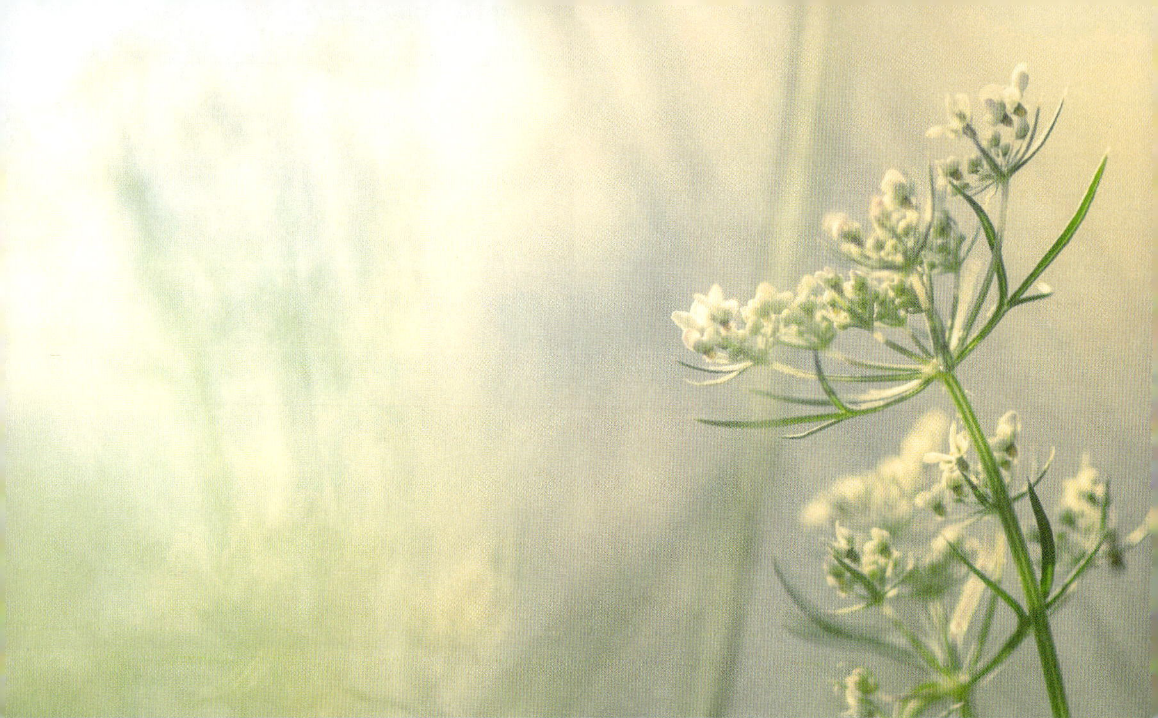

DEN GEIST GANZHEITLICH SCHULEN

Den Geist ohne Ablenkung auf eine Sache richten – das ist es, was die Methoden in diesem Kapitel gemeinsam haben.

Nachweisliche Effekte

Im Folgenden finden Sie eine Reihe von einfachen Übungen. In den Genuss ihrer Wirkung kommen Sie allerdings erst, wenn Sie eine Weile am Ball bleiben. Dafür sind die Ergebnisse umso erstaunlicher. Mehr Ruhe und Gelassenheit, Achtsamkeit und Mitgefühl stellen sich etwa bei längerfristigem Meditieren ein, das Schmerzempfinden lässt nach. Nun legt eine Studie der Universität Gießen, in Zusammenarbeit mit verschiedenen US-amerikanischen Universitäten, außerdem die Vermutung nahe, dass Meditation die negativen Effekte von Alterung auf Intelligenz und Gehirn verringert.

Mit autogenem Training Stress lindern

Autogenes Training lässt sich vielfältig einsetzen. Bekannt geworden ist das von dem Nervenarzt Prof. Johannes Heinrich Schultz (1884–1970) begründete Training vor allem als Entspannungsmethode, mit der sich jeder Mensch selbst in kürzester Zeit beruhigen und entspannen kann. Im Rahmen dieses Buches wollen wir uns das autogene Training zunutze machen, um einerseits Konzentration und Kreativität und andererseits die Entspannung zu fördern.

Stress als Krankheitsursache

Auch in den Ruhestand nehmen viele Menschen stressfördernde Verhaltensmuster mit, die sie über Jahrzehnte erworben haben. Längst ist dann bereits der Blutdruck erhöht, das Immunsystem in Mitleidenschaft gezogen oder andere stressbedingte Erkrankungen haben sich bemerkbar gemacht. Denn dass Stress zu den größten Krankmachern gehört, ist mittlerweile bekannt. Auch das Leben als Seniorin oder Senior kann für manchen Stress mit sich bringen. In einer Welt, die nach wie vor der Jugend huldigt, kann das Älterwerden ziemlich anstrengend sein: Bei allem mithalten, nur nicht den Anschein erwecken, man würde etwas nicht schaffen – und natürlich jung aussehen. Selbstverständlich plädiere ich unbedingt für ein aktives Leben jenseits der 60, aber bitte ohne Leistungs- und Konkurrenzdruck. Und gut und gesund auszusehen, wünschen wir uns natürlich alle. Aber das ist nicht dasselbe, wie jung auszusehen! Grund genug, in das autogene Training einzusteigen, das dazu beiträgt, dem Leben mit mehr Gelassenheit begegnen zu können. Wenngleich wissenschaftlich nicht eindeutig erwiesen ist, ob die physiologischen Stressreaktionen auch das Demenzrisiko erhöhen, kann man davon ausgehen, dass in dem Maß, in dem stressreduzierende Methoden die Gesundheit fördern, sie auch zum geistigen Leistungsvermögen beitragen. Also: Mit gezieltem Stressmanagement unterstützen Sie auch Ihre geistige Leistungsfähigkeit.

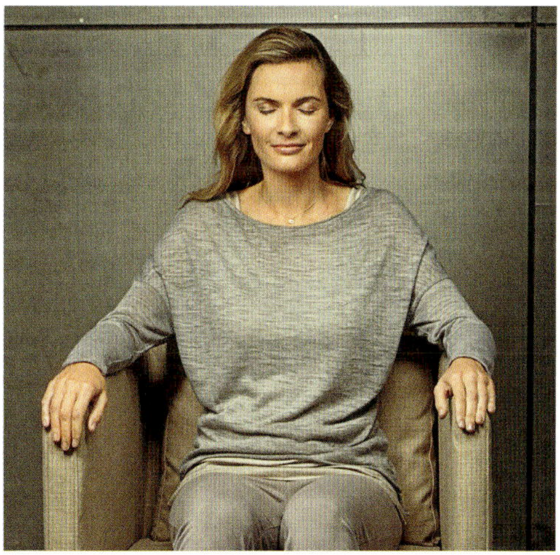

Für den Kutschersitz werden Arme und Beine aufgestützt. So können Sie tief atmen und sehr leicht entspannen.

Stress und das autonome Nervensystem

Das autonome Nervensystem ist derjenige Teil unseres Nervensystems, der nicht dem bewussten Willen unterworfen ist – jedenfalls weitgehend. Es reguliert unsere Organsysteme, etwa das Atem- und das Herz-Kreislauf-System, sowie weitere Abläufe wie den Stoffwechsel. Diese Bereiche unseres Organismus können so völlig unabhängig von unserer geistigen Aufmerksamkeit ablaufen – dadurch haben wir ausreichend Kapazitäten für anderes.

Neben Yoga (▸ **siehe Seite 33–37 und 57**) ist das autogene Training eine verbreitete Methode, Einfluss auf das autonome Nervensystem zu nehmen. Doch warum sollten wir das überhaupt tun? Das autonome Nervensystem besteht aus dem Sympathikus, der dafür zuständig ist, unsere Organe zu aktivieren. »Flucht oder Kampf« lautet das Schlagwort, denn dazu war es ursprünglich gut: Wenn sich unsere Vorfahren, die vor ein paar Jahrtausenden die Erde bevölkerten, bedroht sahen, mussten sie sich in Sekundenschnelle zwischen dem einen und dem anderen entscheiden. Heute hilft uns dieser Modus, in Gang zu kommen und herausfordernde Aufgaben zu meistern.

Gegenspieler des Sympathikus ist der Parasympathikus. Er tritt auf den Plan, wenn wir zum Beispiel einen Sonnenuntergang genießen, ist also für Ruhe und Entspannung zuständig. Wenn solche Phasen die Flucht-oder-Kampf-Phasen ablösen, auch vorübergehenden Stress, dann ist eigentlich alles in Ordnung. Problematisch wird es nur, wenn das sympathische Nervensystem dauernd aktiviert ist. Und das ist in der modernen Berufswelt und durch den modernen Lebensstil eher die Norm als die Ausnahme.

INFO

WENN SIE MEHR WOLLEN

- Wenn Sie tiefer in das autogene Training einsteigen wollen, empfiehlt es sich, einen Kurs zu besuchen – es bieten auch viele gesetzliche Krankenkassen solche Kurse an – oder mithilfe einer CD zu üben. Manchen Menschen fällt es leichter, autogenes Training unter Anleitung zu erlernen, da sie sich dann besser auf die Texte konzentrieren können.
- Sie können es sich beim autogenen Training im Sessel bequem machen und sich zurücklehnen.
- Oder Sie praktizieren die Kutscherhaltung: Dazu sitzen Sie locker nach vorn gebeugt, die Unterarme auf den Oberschenkeln, und lassen den Kopf herunterhängen.
- Oder Sie legen sich hin und üben vor dem Einschlafen.

AUTOGENES TRAINING

Die folgenden, klassischen Übungen stammen aus dem GU-Ratgeber Autogenes Training von Delia Grasberger (mit CD).

SCHWERE-WÄRME-ÜBUNG

Diese Übung wirkt entspannend und baut Stress ab. Sie werden gleichsam in einen warmen Mantel gehüllt. Bitte achten Sie auf das Wörtchen »angenehm« – es sorgt dafür, dass es Ihnen nicht zu warm und dass das Schweregefühl nicht unangenehm wird.

- Nehmen Sie eine Haltung ein, in der Sie sich wohlfühlen (▸ siehe Kasten Seite 130), schließen Sie die Augen.
- Nehmen Sie wahr, wie sich nach und nach eine wunderbare Ruhe in Ihrem Körper ausbreitet. Genießen Sie das Gefühl.
- Wandern Sie mit der Aufmerksamkeit im Körper umher, beginnend bei einem Arm.
- Spüren Sie, wie dieser Arm angenehm schwer wird. Wie fühlt sich dieser Arm jetzt an? Nehmen Sie es einfach wahr.
- Auch der andere Arm wird schwer.
- Das Schweregefühl wandert nun über die Schultern zum Kopf und über den Brustraum hinab zum Bauch und von dort zu Beinen und Füßen.
- Lassen Sie zu dem Gefühl der Schwere, das den ganzen Körper erfasst hat, ein Gefühl der Wärme entstehen: von den Armen über die Schultern in den Kopf und über Oberkörper und Bauch bis zu Beinen und Füßen. Der Körper ist nun angenehm schwer und warm. Der Atem fließt ruhig weiter, Sie werden immer entspannter.
- Wenn Sie wollen, können Sie sich in dieser Tiefenentspannung vorstellen, dass Sie sich auf einer sommerlichen Wiese befinden und die Vögel zwitschern hören. Sie stehen an einem Teich, benässen sich die Hände und lassen diese von der Sonne trocknen. Dann legen Sie sich noch für eine kleine Weile am Ufer hin und ruhen sich ein wenig aus.
- Für die Rücknahme zählen Sie rückwärts von 6 bis 1. Bei 6 werden die Beine wieder frei und beweglich, Müdigkeit und Schwere verschwinden.
- Bei 5 wird der Bauch wieder frei, Müdigkeit und Schwere verschwinden.
- Bei 4 wird der Oberkörper wieder frei, Müdigkeit und Schwere verschwinden.
- Bei 3 werden die Arme wieder frei und beweglich, Müdigkeit und Schwere verschwinden.
- Bei 2 wird der Kopf frisch und frei, Müdigkeit und Schwere verschwinden. Und bei 1 öffnen Sie die Augen.

DIE KREATIVITÄT FÖRDERN

Jeder Mensch hat ein kreatives Potenzial, aber es ist nicht jedem leicht zugänglich. Mit dieser Übung aus dem autogenen Training können Sie an Ihre Kreativität kommen, egal ob Sie bereits ein vages Thema vor Augen haben oder nicht. Wie in der vorangehenden Übung sorgen Sie zunächst für ein angenehmes Gefühl der Schwere und Wärme im Körper.

- Nehmen Sie eine Haltung ein, in der Sie sich wohlfühlen (▸ **siehe Kasten Seite 130**), schließen Sie die Augen.
- Nehmen Sie wahr, wie sich nach und nach eine wunderbare Ruhe in Ihrem Körper ausbreitet. Genießen Sie das Gefühl.
- Wandern Sie mit der Aufmerksamkeit im Körper umher, beginnend bei einem Arm.
- Spüren Sie, wie dieser Arm angenehm schwer wird. Wir fühlt sich dieser Arm jetzt an? Nehmen Sie es einfach wahr.
- Auch der andere Arm wird schwer.
- Das Schweregefühl wandert nun über die Schultern zum Kopf, über den Brustraum zum Bauch und in die Beine und Füße.
- Lassen Sie zu dem Gefühl der Schwere, das mittlerweile den ganzen Körper erfasst hat, ein Gefühl der Wärme entstehen: von den Armen über die Schultern in den Kopf und über Oberkörper und Bauch bis zu Beinen und Füßen. Der Körper ist nun angenehm schwer und warm.
- Der Atem fließt ruhig weiter und Sie werden immer entspannter.
- Lassen Sie nun ein inneres Bild aufsteigen und, wenn es in Ihnen angenehme Gefühle auslöst, lassen Sie es auf sich wirken. Was will es Ihnen sagen? Was offenbart es Ihnen? Wenn es schon ein Thema für Sie gab, in das Sie tiefer einsteigen wollen – wie könnte das Bild damit zusammenhängen? Geben Sie sich ein wenig Zeit für diesen Teil der Übung.
- Für die Rücknahme zählen Sie wieder von 6 bis 1 (mit etwas Erfahrung fassen Sie 6, 5 und 4 zusammen):
- Bei 6 werden die Beine wieder beweglich, Müdigkeit und Schwere verschwinden.
- Bei 5 wird der Bauch wieder locker, Müdigkeit und Schwere verschwinden.
- Bei 4 wird der Oberkörper wieder frei, Müdigkeit und Schwere verschwinden.
- Bei 3 werden die Arme wieder frei und beweglich, Müdigkeit und Schwere verschwinden.
- Bei 2 wird der Kopf frisch und frei, Müdigkeit und Schwere verschwinden.
- Bei 1 öffnen Sie die Augen.

TIPP

MACHEN SIE SICH NOTIZEN

Legen Sie Stift und Zettel bereit und schreiben Sie gleich, nachdem Sie die Übung beendet haben, Ihre Assoziationen, Ideen und Gedanken auf.

SCHLAFEN SIE GUT!

Viele Menschen über 65 klagen über Schlafmangel. Haben auch Sie Einschlafprobleme, wachen Sie schon nach wenigen Stunden wieder auf oder sind Sie um fünf Uhr früh hellwach? Lesen Sie hier, was helfen kann.

FRÜHER KONNTE ICH LOCKER ACHT STUNDEN AM STÜCK SCHLAFEN.

Die hilfreichste Einsicht lautet: Die Veränderung der Schlafstruktur im Alter ist normal. Die meisten Menschen brauchen dann nicht mehr so viel Schlaf.

ICH MACHE REGELMÄSSIG MITTAGSSCHLAF. IST DAS IN ORDNUNG?

Nichts spricht gegen ein Nickerchen. Wenn es aber zu einer zweistündigen Siesta wird, bringen Sie sich um die wohlverdiente Nachtruhe, denn dann hat der Körper sich den Schlaf geholt, den er erst in der Nacht bekommen sollte. Und Sie sind um drei Uhr morgens putzmunter.

ES FÄLLT MIR RICHTIG SCHWER, ÜBERHAUPT EINZUSCHLAFEN.

Ein aktiver Lebensstil und regelmäßige Bewegung helfen weiter. Auch die in diesem Buch vorgestellten Methoden wie Yoga, Meditation, autogenes Training und Qigong sind Gold wert für die Unterstützung beim Einschlafen und die Qualität des Schlafs.

NACHTS MUSS ICH MINDESTENS ZWEIMAL RAUS AUF DIE TOILETTE. ANSCHLIESSEND KANN ICH MEISTENS NICHT MEHR EINSCHLAFEN.

Häufiges nächtliches Wasserlassen kann ein Hinweis auf eine körperliche Erkrankung oder die (Neben-)Wirkung von Medikamenten sein. Dies sollten Sie gegebenenfalls vom Hausarzt abklären lassen. Ansonsten ist es ratsam, einige Stunden vor dem Schlafengehen keine harntreibenden Genussmittel (wie beispielsweise Schwarztee, Kaffee, Nikotin oder größere Mengen Alkohol) mehr zu konsumieren.

ICH KANN NIE LÄNGER ALS DREI STUNDEN SCHLAFEN UND FÜHLE MICH DANN MORGENS WIE GERÄDERT.

Sprechen Sie mit Ihrem Hausarzt über Ihre Schlafprobleme. Schlafmangel kann auch krankheitsbedingt sein. Tabletten sollten nur im äußersten Fall und wenn, nur unter ärztlicher Aufsicht und für kurze Zeit genommen werden. Auch frei verkäufliche Schlafmittel haben Nebenwirkungen.

Meditation für Gelassenheit und Ruhe

Meinem Vater Augustinus Pantel, der auch im Alter von 84 Jahren noch regelmäßig meditiert, habe ich beim Verfassen der folgenden Textabschnitte viele wertvolle Hinweise zu verdanken.

Meditation scheint auf den ersten Blick denkbar einfach zu sein, doch man muss schon ein wenig Geduld aufbringen. Je selbstverständlicher Sie eine kleine Meditationseinheit in den Alltag integrieren (zehn Minuten reichen für den Anfang), desto mehr können Sie davon profitieren. Zu meditieren bringt Ruhe und Gelassenheit sowie Klarheit der Gedanken und fördert das Konzentrationsvermögen.

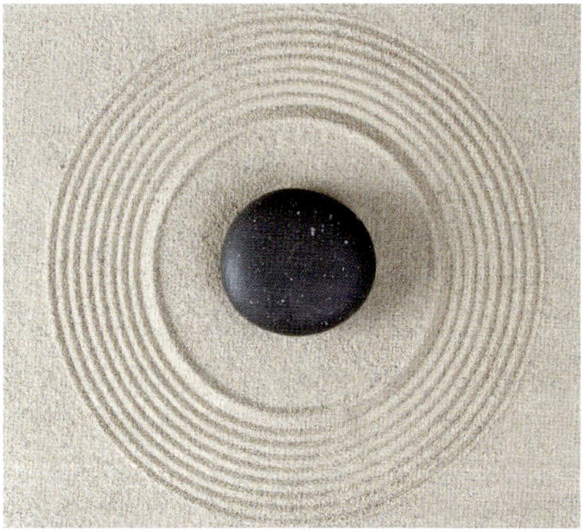

Die Weisheit des Zen muss nicht gesucht werden, sie ist immer schon da.

Machen Sie kleine Schritte

Am Anfang kann es schon ein Erfolg sein, wenn man zehn oder 20 Sekunden ohne Ablenkung bei einer Sache bleiben kann – etwa dem eigenen Atem, dem Bild einer Kerzenflamme, einem Kunstwerk oder Musik. Mit regelmäßiger Übung dehnt sich dieser Zeitraum dann aus.

Am Anfang steht die Achtsamkeit

Aufmerksamkeitsmangel ist heute keineswegs nur ein Problem der jüngeren Generation. Multitasking, Ablenkungen, wo man nur hinsieht, und die Geschwindigkeit, mit der ein Trend den anderen ablöst … da fällt es den meisten Menschen schwer, mit den Gedanken bei einer Sache zu bleiben.

Einer der Aufmerksamkeitsräuber ist sicherlich das Smartphone, und es ist ein schöner Einstieg in einen achtsameren Umgang mit der Welt, das Ding immer wieder mal auf »leise« zu schalten und für ein paar Stunden wegzulegen. Die Aufmerksamkeit für andere Dinge, die Sie in diesem Zeitraum machen, wird bestimmt steigen.

Immer nur eine Sache

Haben Sie schon mal probiert, wie es ist, sich ganz auf das einzulassen, was Sie im Augenblick machen? Beim Essen ganz bei der Sache zu bleiben: das Geschmackserlebnis, das Kauen, auch das achtsame Betrachten des Essens? Oder sich in einem Gespräch ganz dem zu widmen, was der andere

sagt, und dann auch wirklich darauf einzugehen, anstatt vom Hundertsten ins Tausendste zu kommen?
Auch scheint es für viele Menschen eine Herausforderung zu sein – der sie sich unbedingt stellen sollten –, beim Telefonieren

TIPP

RICHTIG SITZEN BEIM MEDITIEREN

- Das A und O ist ein aufgerichteter Rücken, der allerdings nicht angelehnt sein sollte.
- Auf dem Stuhl erreichen Sie das, indem Sie darauf achten, dass sich Ihr Becken etwas höher befindet als die Knie (die locker nach außen schwingen) – eventuell setzen Sie sich dazu auf eine zusammengefaltete Decke. Die Füße stehen fest auf dem Boden, der Nacken ist ganz leicht gedehnt, als ob Ihr Kopf an einem Faden sanft nach oben gezogen würde.
- Auch auf dem Boden sitzend helfen ein hartes Kissen (Meditationskissen), eine zusammengerollte Decke oder ein Meditationsbänkchen, den Rücken aufrecht zu halten.
- Die Hände liegen locker auf den Oberschenkeln.
- Bleiben Sie entspannt.

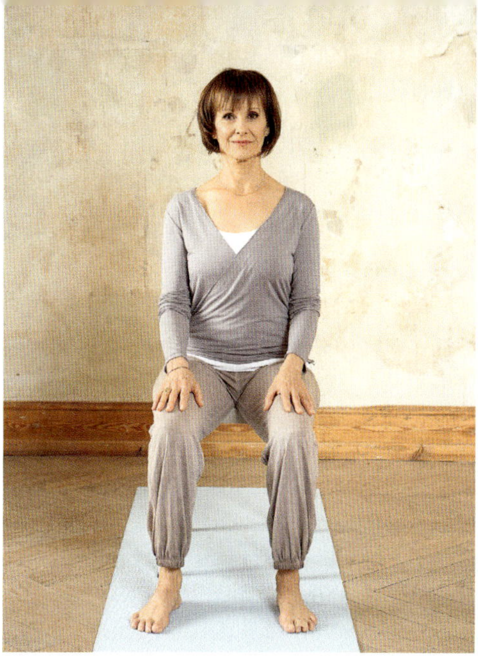

Der stabile Sitz hilft dabei, gut verwurzelt und rückenfreundlich zu meditieren.

nicht gleichzeitig durchs Internet zu surfen. Und wenn Sie schon im Internet sind: Lesen Sie lieber einige wenige Artikel und vertiefen Sie sich in sie, statt ungezählte Überschriften zu überfliegen. Der Erkenntnisgewinn wird um vieles größer sein, die Freude am Lesen ebenfalls.
Selbst Putzen und Aufräumen können ein Übungsfeld für mehr Achtsamkeit werden, wenn man sich unabgelenkt dem widmet, was man gerade tut. Das Schöne an solchen kleinen, einfachen Achtsamkeitsübungen ist, dass Sie sie jederzeit und überall durchführen können. Und ganz nebenbei wachsen Sie immer mehr in eine meditative Haltung und Lebenseinstellung hinein.

DER ATEM – TOR ZUM LEBEN

Wie herrlich ist es, wenn Sie ausgeglichen und entspannt sind, sich vom Atem durchströmen lassen und sich von Kopf bis Fuß belebt fühlen! Das geht am besten, wenn Sie den Atem bewusst einsetzen. Denn erst dann kann er seine ganze Heilkraft entfalten.

Bewusst atmen heißt nicht verkrampft atmen. Atmen Sie also nicht intensiver. Vielmehr geht es zunächst darum, den Atemvorgang achtsam so wahrzunehmen, wie es in der Meditation »Den Atem beobachten« (▸ **siehe Seite 136**) vorgeschlagen wird.
Mit jeder Einatmung wird der ganze Körper über den Blutkreislauf mit dem lebensnotwendigen Sauerstoff versorgt – jedes einzelne Organ, sämtliche Körperzellen – und mit jeder Ausatmung wird schädliches Kohlendioxid abtransportiert.
Einatmen ist ein aktiver Vorgang, der etwas initiiert. Und mit dem Ausatmen lassen Sie los. Das können Sie sich zunutze machen, wenn Sie entspannen wollen.

GRUNDREGELN

- Atmen Sie, wenn möglich, durch die Nase ein und aus.
- Die Einatmung sollte nie länger sein als die Ausatmung, stattdessen gleich lang oder ein wenig kürzer.

In der indischen Yogaphilosophie sind die Begriffe »Atem« und »Leben« eng miteinander verwoben. Zwischen Atem, Körper und Seele besteht hier eine sehr nahe Beziehung. Daher versucht man bei der Yogaatmung, den Atem feiner und länger werden zu lassen. Mit der gerade vorgestellten Meditation »Den Atem beobachten«, aber auch mit den Yoga- und Qigongübungen in diesem Buch (▸ **siehe die Seiten 33–37 und 140–143**) können Sie lernen, ganz bewusster zu atmen.

BEWUSSTE ATMUNG ALS JUNGBRUNNEN NUTZEN

Dass zwischen Ihrem körperlichen aber auch geistigen Leistungsvermögen und Ihrer Atmung ein Zusammenhang besteht, merken Sie schnell, wenn Sie außer Atem – also kurzatmig – sind oder sich nicht gut konzentrieren können. Die gute Nachricht: Es ist erwiesenermaßen möglich, dass Sie über eine bewusstere Atmung Ihr Wohlbefinden deutlich steigern können.

MEDITATIONEN

»Was ist Alter? Alter ist flacher Atem. Wer tief atmet, fühlt sich nicht alt!« wusste schon Yogi Bhajan (1929–2004). Machen Sie sich Ihren Atem bewusst! Wie's richtig geht, lernen Sie auf den folgenden Seiten.

DEN ATEM BEOBACHTEN

Ihr eigener Atem, mag Ihnen zwar von Kindesbeinen an vertraut sein, aber möglicherweise haben Sie ihn kaum jemals bewusst wahrgenommen. Doch bei der Meditation basieren viele Techniken und Methoden der Meditation.

Beginnen Sie, die Meditation für einige Minuten durchzuführen, und lassen Sie sie mit der Zeit länger werden.

- Sorgen Sie dafür, dass Sie beim Meditieren nicht gestört werden.
- Nehmen Sie Ihre aufrechte Sitzhaltung ein. Schließen Sie die Augen oder, wenn Sie bereits dazu in der Lage sind, halten Sie die Augenlider halb geöffnet und schauen Sie ohne Wimpernbewegung auf einen Punkt, der etwa einen Meter vor Ihnen liegt.
- Atmen Sie durch die Nase ein und aus.
- Stimmen Sie sich innerlich darauf ein, ganz an dem Ort, an dem Sie jetzt gerade sind, und in der Zeit, die in diesem Augenblick da ist, präsent zu sein.
- Nehmen Sie sich einige Atemzüge Zeit, den Atem zur Ruhe kommen zu lassen: Beobachten Sie, wie Ihre Atemzüge ein wenig länger werden.
- Verfolgen Sie den Fluß des Atems: einatmend und ausatmend. Die Bauchdecke hebt sich beim Einatmen und senkt sich beim Ausatmen.
- Bleiben Sie achtsam Atemzug für Atemzug dabei, um diesen Vorgang und die dadurch im Körper initiierten Bewegungen zu verfolgen.
- Wann immer Sie feststellen, dass die Aufmerksamkeit nachlässt und die Gedanken irgendwoanders hin spazieren, kehren Sie immer wieder zurück zu Ihrem Atemgeschehen. Dass alle möglichen Gedanken aufkommen, ist ganz natürlich – aber sie führen Sie in die Vergangenheit oder in die Zukunft, auf jeden Fall weg von der Gegenwart. Seien Sie mit sich selbst so geduldig wie mit einem kleinen Kind, das Sie immer wieder davon abhalten, auf die Straße zu rennen.
- Beenden Sie die Meditation mit einem langen und tiefen Atemzug. Öffnen Sie die Augen und dehnen Sie sich, so lang und ausgiebig Sie mögen.

DIE GEDANKEN BEOBACHTEN

Täglich gehen uns ungezählige Gedanken durch den Kopf. Beobachten Sie einfach einmal selbst über einen Zeitraum von zehn Minuten, wie Ihre Gedanken fortschreiten. Und nicht immer bleibt man bei einem Thema, vielmehr wechseln die Inhalte plötzlich. Mit der folgenden Meditation können Sie, diesen Gedankenstrom zügeln, indem Sie zunächst einmal bewusst wahrnehmen, was Sie tatsächlich denken, und anschließend versuchen, die Pausen zwischen den Gedanken nach und nach ein wenig länger werden zu lassen.

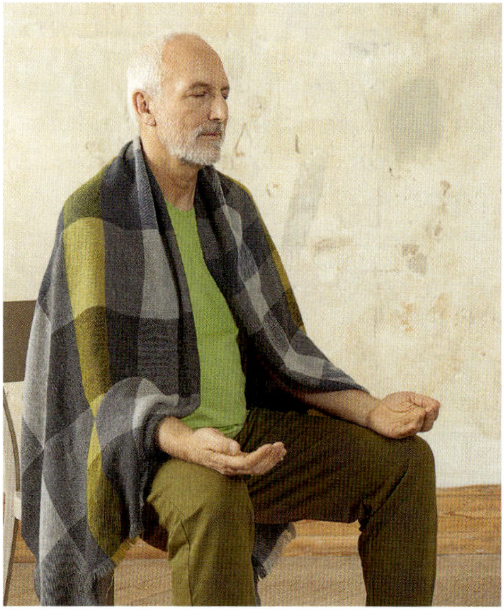

Unser Geist ist ständig in Bewegung. Durch Meditation kommen die Gedanken zur Ruhe.

- Wenn Sie mit dieser Art der Meditiation beginnen, nehmen Sie sich fürs Erste zehn Minuten Zeit, in denen Sie ungestört sind. Später, wenn Sie geübter sind, können Sie den Zeitraum ausweiten.
- Setzen Sie sich aufrecht und in Ihrer bevorzugten Meditationshaltung auf einen Stuhl oder auf ein Kissen (▸ **siehe Seite 135**). Schließen Sie die Augen.
- Lassen Sie Ihren Atem zur Ruhe kommen und begeben Sie sich wieder ganz ins Hier und Jetzt.
- Benennen Sie den nächsten Gedanken, der Ihnen in den Sinn kommt. Das kann in der Form geschehen, dass Sie sich innerlich sagen: »Aha, ich habe gerade ans Einkaufen gedacht.« Oder indem Sie das, worum es geht, zweimal benennen: »Einkaufen, einkaufen«, natürlich ohne es laut auszusprechen. Damit haben Sie sich Ihren Gedanken bewusster gemacht. Bald wird ein neuer Gedanke an seine Stelle treten. Vergegenwärtigen Sie sich diesen Gedanken wieder, so wie oben beschrieben, dann lassen Sie ihn weiterziehen. Und so weiter.
- Als Nächstes nehmen Sie zusätzlich jede Pause zwischen zwei Gedanken wahr. Bleiben Sie so lang wie möglich dabei.
- Beobachten Sie, wie diese Pause von Mal zu Mal ein wenig länger wird.
- Beenden Sie die Meditation mit vertiefter Atmung. Dehnen Sie sich und öffnen Sie die Augen.

MEDITATIVES GEHEN

Wenn Sie diese Übung öfters machen, kann sie auch Ihre Art, im Alltag zu gehen, verändern – mit einem wertvollen Vorteil: Sie werden achtsamer gehen und können dadurch das Risiko zu fallen vermindern. Selbstverständlich können Sie diese Übung im Freien durchführen, zum Beispiel auf einer Wiese oder im Sand. Am besten, Sie gehen barfuß.

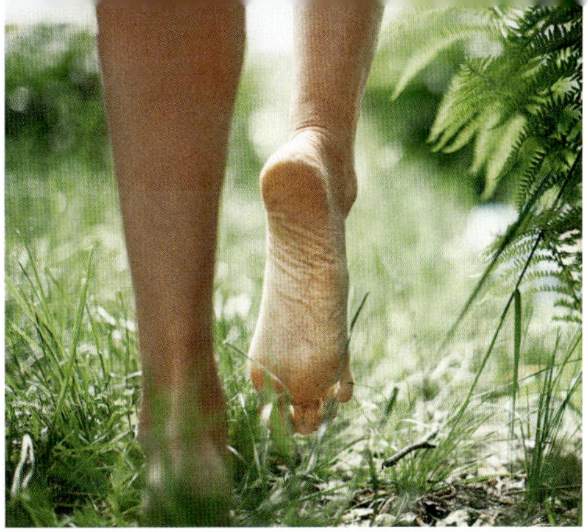

Beim Barfußgehen werden die vielen Nerven in den Fußsohlen wohltuend stimuliert.

INFO

EINE ANDERE ART ZU GEHEN

- Führen Sie alle Bewegungen sehr langsam und bedächtig durch: das Abrollen der Füße, das Wechseln von einem Fuß zum anderen, die dadurch initiierten Bewegungen von Oberkörper und Armen.
- Lassen Sie sich, wo immer Sie sind, nicht von Äußerlichkeiten ablenken. Bleiben Sie ganz bei sich. Es geht jetzt nicht um das, was Sie sehen oder hören, sondern allein um den Vorgang des Gehens.
- Statt zuerst die Ferse aufzusetzen, können Sie auch zuerst den Ballen zum Boden bringen und dann die Ferse. Probieren Sie aus, welche Art, barfuß zu gehen, Ihnen am leichtesten fällt.

- Stellen Sie sich aufrecht hin, die Knie locker, Füße hüftbreit geöffnet und, wenn möglich, parallel zueinander.
- Fühlen Sie sich in die Fußsohlen ein. Spüren Sie, wie sie auf dem Boden aufliegen.
- Nun heben Sie langsam den rechten Fuß ab – erst die Ferse (»auf«), dann den Ballen und die Zehen (»nieder«) – und setzen Sie ihn dann in der gleichen Reihenfolge wieder auf (siehe Info-Kasten).
- Beim Aufsetzen des rechten Fußes (»Schritt«) hebt der linke Fuß in gleicher Weise ab, und wenn Sie ihn wieder aufsetzen, bewegt sich erneut der rechte Fuß nach oben und immer so weiter.
- Was macht der Oberkörper, was machen die Arme? Schwingen sie ganz leicht mit? Oder bleiben sie unbewegt?
- Bleiben Sie ganz achtsam bei jedem Schritt – wann immer Sie etwas ablenkt, richten Sie die Aufmerksamkeit wieder auf das Gehen.

QIGONG: DEN GEIST LENKEN

Eine der effektivsten Entspannungsmethoden, die zugleich Energie schenken ist Qigong. Die Übungen stammen aus dem gleichnamigen GU-Ratgeber von Wilhelm Mertens und Helmut Oberlack (mit CD).

Ursprünglich als spirituelle Disziplin im alten China entstanden, diente diese Konzentrations- und Bewegungslehre neben der Lenkung und Schulung des Geistes, die für das Thema dieses Buches von Bedeutung sind, generell der Stärkung der Gesundheit – ein willkommener »Nebeneffekt«, den wir natürlich jederzeit gern mitnehmen. Und wer eine Weile Qigong übt, erfährt, wie es Kraft von innen heraus schenkt.

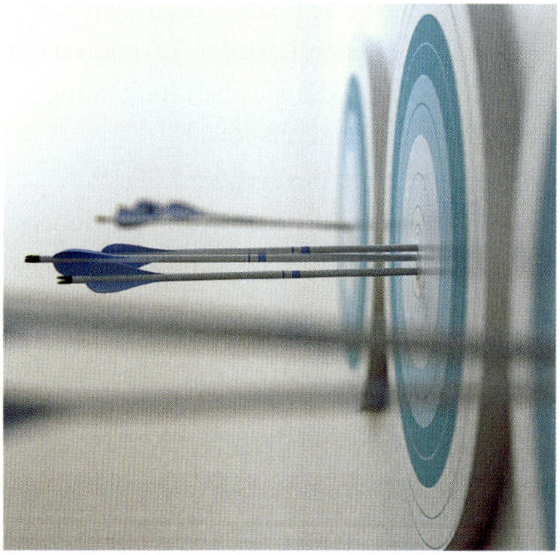

Der Bogenschütze, dessen Pfeil durch Konzentration sein Ziel findet, symbolisiert auf beispielhafte Weise das Wesen des Qigong.

Was dahintersteckt

Ein wenig Hintergrundwissen braucht es, wenn man von Qigong wirklich profitieren will. Rein mechanisch durchgeführt, wäre es sinnlos. Aus dem komplexen philosophischen Hintergrund greifen wir uns das Konzept von Qi (sprich: Tschi) heraus, um es kurz zu skizzieren, denn es ist grundlegend für die Anwendung.

Qi: Die vitale Kraft hinter allem

Das Wort ist bereits im Begriff »Qigong« enthalten. Qi beschreibt die Lebensenergie, die wir mit jedem Atemzug aufnehmen. Es geht jedoch weit über die lebensnotwendige Atemluft hinaus. Qi steht in der Lehre des Qigong für das, was Pflanzen, Tiere, Menschen, die Natur und das Universum überhaupt am Leben erhält, die fließende Kraft,

die allem den Atem einhaucht und dafür sorgt, dass alles miteinander in Verbindung und im Austausch ist.
Qi nehmen wir unter anderem mit der Nahrung auf. Ein gutes, gesundes Essen, leicht verdaulich, versorgt uns mit viel Qi. Sicherlich haben Sie schon die gegenteilige Erfahrung gemacht: wenn Ihnen eine Mahlzeit, die schwer im Magen liegt, jegliche Energie raubt. Sie liefert kein Qi und Sie fühlen sich dadurch alles andere als gut genährt.
Mit geistiger Nahrung verhält es sich nicht anders. Wählen Sie daher sorgfältig aus, welche Informationen Sie aufnehmen und auf welche Sie lieber verzichten (etwa beim Fernsehen). Wie gut passt dazu diese 200 Jahre alte Feststellung:

TIPP

AUF DAS WIE KOMMT ES AN

- Tragen Sie bequeme Kleidung.
- Sie können Qigong praktizieren, wo immer Sie ein ruhiges Fleckchen finden und ein paar Minuten ungestört sind. Die Natur bietet sich in besonderer Weise zum Üben an.
- Wenn Sie bei einer bestimmten Übung über einen längeren Zeitraum bleiben, erfahren Sie deren Wirkung erst richtig. Es braucht etwas Geduld.
- Aktives »Machen« ist nicht angesagt, dafür Offenheit für das, was geschieht, und einfaches Wahrnehmen der Wirkung.

»Man sollte alle Tage wenigstens ein kleines Lied hören, ein gutes Gedicht lesen, ein treffliches Gemälde sehen und, wenn es möglich zu machen wäre, einige vernünftige Worte sprechen.«

JOHANN WOLFGANG VON GOETHE

Auch wenn wir einem Menschen eine Freude machen, mag sie noch so klein sein, dann sorgen wir dafür, dass sich sein Qi wenigstens für kurze Zeit anhebt, und übrigens auch dasjenige von uns selbst.
Beim Qigong geht es darum, das Qi zu lenken und zugleich seine Wirkung zu erfahren. Man versucht, in jedem Moment im Einklang mit dem Fluss des Qi zu sein. Dabei hilft das Vorstellungsvermögen.
Zwei einstimmende, sanfte, aber nicht minder wirkungsvolle Übungen finden Sie auf den folgenden beiden Seiten.

DER BEWEGUNG DES QI FOLGEN

- Stehen Sie aufrecht, die Füße hüftbreit geöffnet. In den Beinen bleiben Sie locker – die Knie sind nicht durchgedrückt. Während der ganzen Übung bleibt der Oberkörper aufgerichtet.
- Stellen Sie sich im Unterbauch eine Schale vor, in der sich das sprichwörtliche »Meer der Energie« sammelt. Dies ist Ihr energetischer Schwerpunkt etwas unterhalb des Nabels.
- **1** Nun gehen Sie einatmend ein wenig nach oben – die Beine kommen etwas mehr in die Dehnung, die Knie werden aber nicht durchgedrückt – und heben so die »Energieschale« an. Gleichzeitig heben Sie die Arme über vorn etwa auf Schulterhöhe an. Die Hände bleiben locker, die Handflächen zeigen nach unten. Stellen Sie sich in dieser Situation vor, Sie würden gen Himmel steigen.
- **2** Ausatmend sinken Sie wieder in die Ausgangshaltung zurück und bringen dabei die Arme auf Höhe Ihrer imaginierten »Energieschale«. Sinken Sie in Ihrer Vorstellung beim Heruntergehen ein wenig in die Erde.
- Wiederholen Sie diesen Bewegungsablauf anschließend 5-mal.
- Bleiben Sie während der gesamten Übung bei der Vorstellung, dass die Schale – und mit ihr die Energie in Ihrem Körper – nach oben steigt und sich dann wieder senkt, steigt und senkt und so weiter.

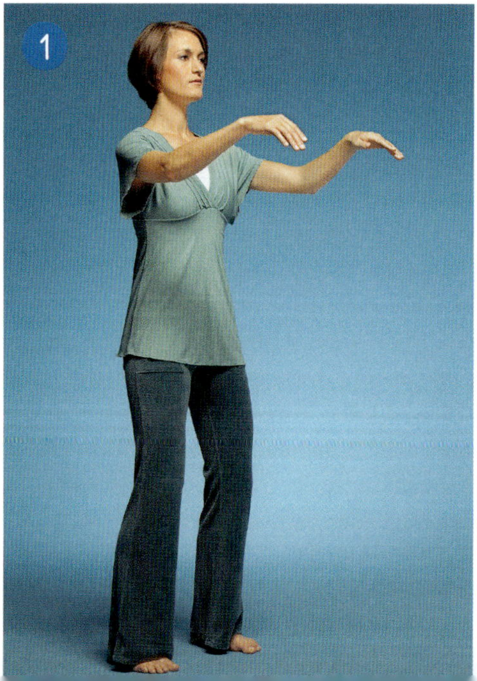

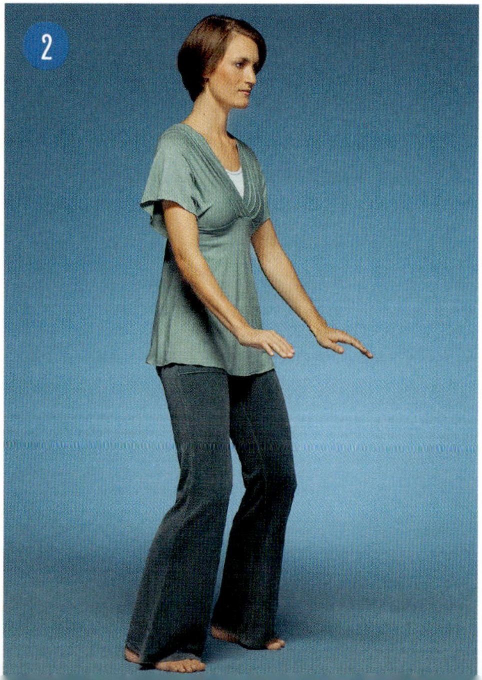

IMAGINÄRES BOGENSCHIESSEN

- Sie stehen aufrecht, die Beine sind mehr als hüftbreit geöffnet, die Knie gebeugt.
- 1 Führen Sie die Arme über Kreuz vor die Brust – der rechte Arm ist außen, die Handflächen zeigen zum Körper.
- Führen Sie dann den rechten Arm nach außen, bis er fast gestreckt ist. Bilden Sie dabei mit Zeige- und Mittelfinger eine Kimme. Drehen Sie den Kopf hin zur Kimme und peilen Sie Ihr Ziel auf einer imaginären Zielscheibe an.
- 2 Mit der linken Hand spannen Sie den imaginären Bogen an. Nun befinden sich Arme und Schultern ungefähr in einer waagrechten Linie. Die Bewegung des linken Ellbogens nach hinten geschieht ohne Anstrengung, der Atem fließt dabei mit Leichtigkeit weiter.
- Bei der Bewegung des Bogenspannens wird der Brustraum weit. Nehmen Sie dies ganz bewusst wahr und bleiben Sie dabei mit Ihrer Aufmerksamkeit im Brustraum.
- Lockern Sie dann die Arme und lassen Sie sie sinken. Kommen Sie zurück in die Ausgangshaltung, indem Sie auch den Kopf wieder in die Mitte bringen.
- Führen Sie nun die Übung zur anderen Seite durch: Beim Überkreuzen der Arme ist der linke Arm außen und die rechte Hand spannt den Bogen.
- Wiederholen Sie den Ablauf noch einmal. Bleiben Sie, auch wenn Sie die Seiten wechseln, ganz im Bewegungsfluss.

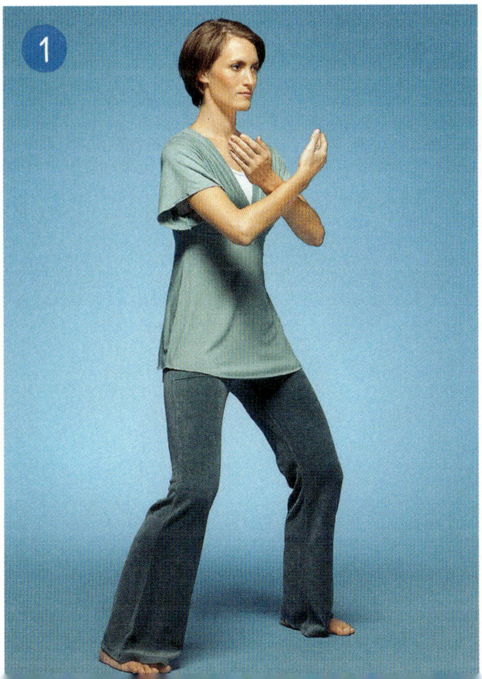

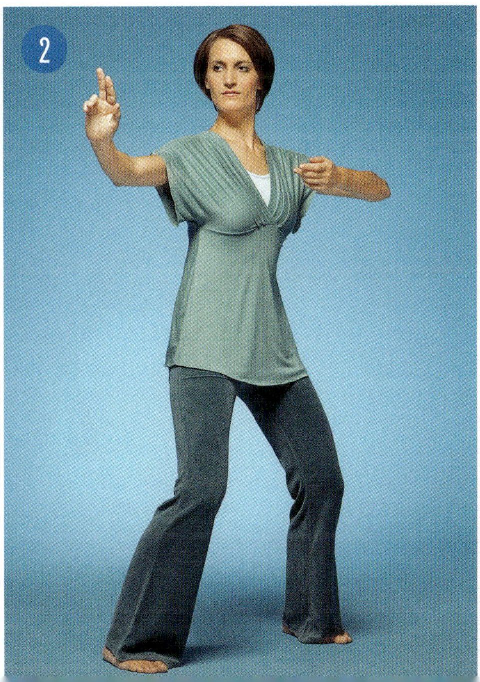

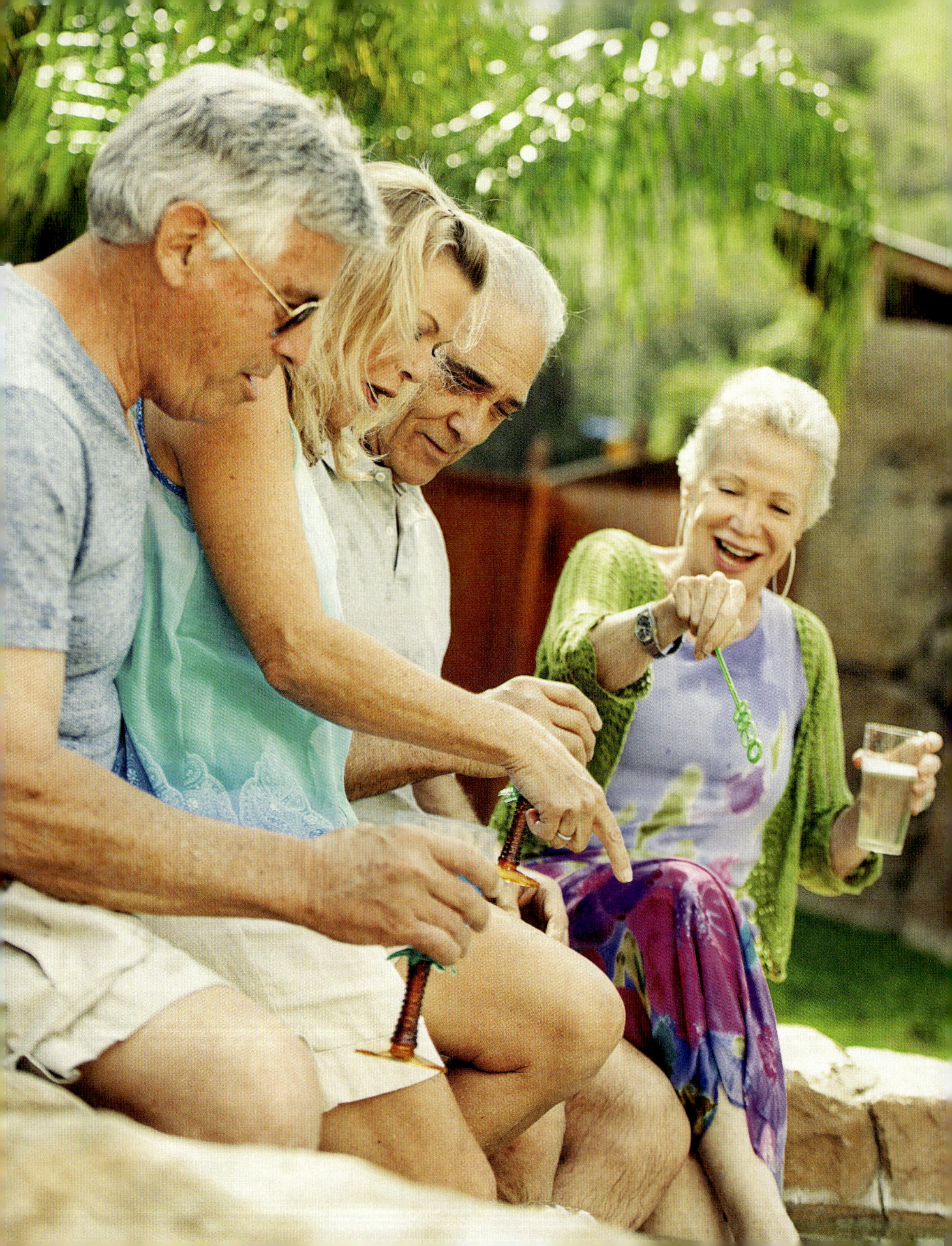

MITEINANDER STATT ALLEIN

HERZENSANGELEGENHEITEN SIND EIN LEBENSTHEMA. UND SOZIALE KONTAKTE AUCH. SIE KÖNNEN AN DIESEM NETZ AKTIV MITWEBEN – UND WENN SIE ES BRAUCHEN, SICH DARIN AUFGEFANGEN UND GEBORGEN FÜHLEN.

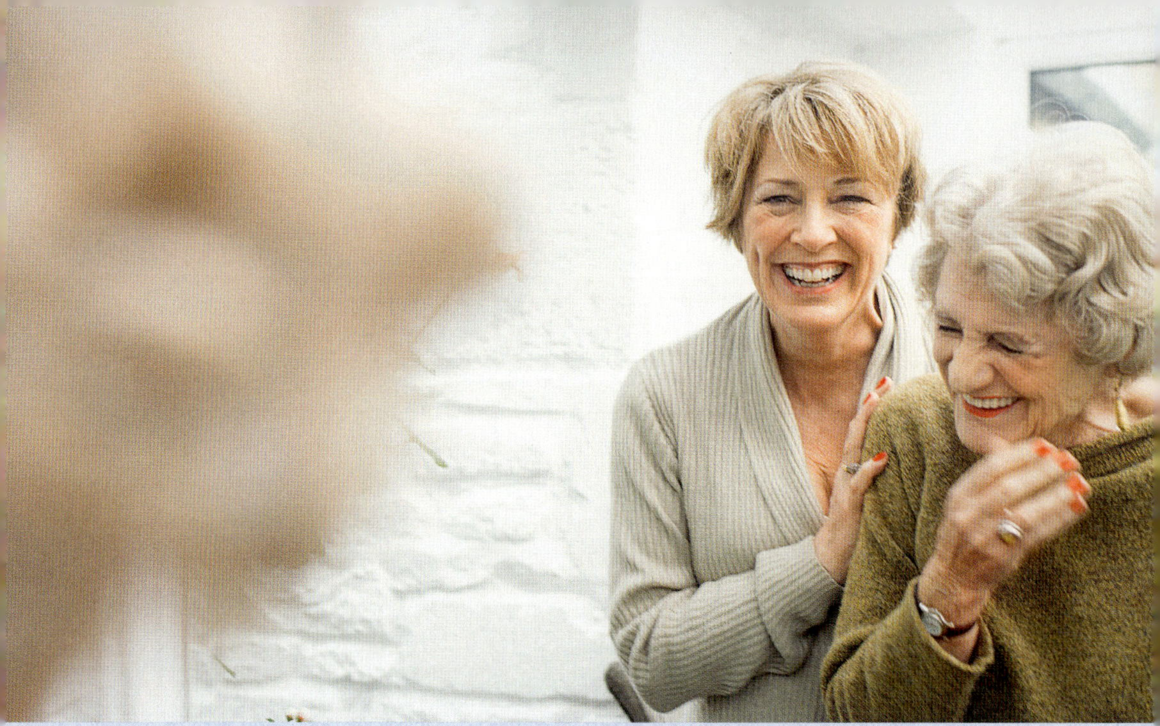

LIEBE UND SOZIALE KONTAKTE

Gemeinsam statt einsam

Es ist wissenschaftlich erwiesen, dass zwischenmenschliche Beziehungen und die Liebe von entscheidender Bedeutung für die Gesundheit sind – beziehungsweise für das Auftreten von Krankheiten, wenn warme, liebevolle Beziehungen nicht gegeben sind. Diese umfassen Liebe ebenso wie Freundschaften und Bekanntschaften. Hier sei allerdings angemerkt: Nicht jeder Mensch ist für eine Partnerschaft gemacht und nicht jeder ist glücklich damit. So gibt es ein selbst gewähltes Alleinsein, das denjenigen, die sich dafür entschieden haben, guttut. Sie können sich nach eigenem Gusto entfalten, eher tun, wonach ihnen der Sinn steht, und offener einen Wandel vollziehen. Nichts spricht gegen eine solche Lebensweise, und sie ist auch nicht der Gesundheit abträglich.

Wenn Sie überzeugter und glücklicher Single sind, dann genießen Sie die Vorzüge dieser Lebensweise – heute sind, im Gegensatz zu früheren Zeiten, die unterschiedlichsten Lebensmodelle möglich.
Allerdings haben immer noch viele Menschen, die keinen Lebenspartner brauchen oder wollen, mit Vorurteilen zu kämpfen. In manchen Fällen wollen Paare nicht gern mit Singles ihre Zeit verbringen, oder man bekommt mitleidige Blicke oder muss sich Sätze anhören wie »Vielleicht kommt ja noch der / die Richtige«. Dem kann man nur ein selbstbewusstes Auftreten entgegenhalten. Ob das Leben, das man führt, für einen selbst stimmig ist oder nicht, das strahlt man letztlich aus – und insofern ist das beste Argument die eigene Zufriedenheit.
Doch ob Sie allein oder zu zweit durchs Leben gehen – ein Netz von verlässlichen Beziehungen, Freunden und Menschen mit ähnlichen Interessen braucht jeder. Selbstverständlich kann auch ein Haustier ein liebevoller Gefährte sein. Aber lassen Sie es zu keiner Zeit zu, dass Ihre sozialen Kontakte verkümmern und abbrechen.

Einsamkeit als Krankheitsursache

Es ist erwiesenermaßen gesundheitsschädlich, wenn das Alleinsein nicht frei gewählt wurde und man sich einsam fühlt. Das kann sogar dazu führen, dass die Betreffenden früher sterben. In wissenschaftlichen Studien konnte gezeigt werden, dass Einsamkeit sogar gesundheitsschädliche Gewohnheiten wie das Rauchen toppt! Umgekehrt gesagt: Wer liebevolle Beziehungen pflegt, ist besser vor Krankheiten geschützt. Bei einer Studie zur Überlebensrate bei Herzinfarktpatienten kam heraus, dass diejenigen höhere Überlebenschancen hatten, die auf verlässliche Freundschaften und ein intaktes soziales Umfeld zählen konnten. Bei dieser Studie wurde übrigens der Einfluss weiterer Faktoren wie Rauchen und Alkohol, Ernährung und Bewegung herausgerechnet.
Allerdings, und da verrate ich Ihnen sicher nichts Neues, ist auch eine Ehe oder Partnerschaft kein Garant für Zufriedenheit – wenn einer dem anderen das Leben schwer macht oder beide sich einfach nicht vertragen, kann auch die Partnerschaft zum gesundheitsschädlichen Stress werden.

Liebe kennt kein Alter

Es gibt sie, die Beziehungen, die die Jahrzehnte überdauern und auch im Alter noch tragen. Aber viele Partnerschaften zerbrechen, neue werden eingegangen. Auch wenn man mit 70 allein ist und eigentlich gern einen Partner hätte, ist der Zug noch nicht abgefahren. Von Seniorentreffs über Partnerschaftsportale – wer sich vor die Tür oder ins Internet begibt und ernsthaft eine bessere Hälfte sucht, hat wesentlich mehr Chancen auf Erfolg als in früheren Zeiten. Das gilt für beide Geschlechter.

MEIN PERSÖNLICHER TIPP

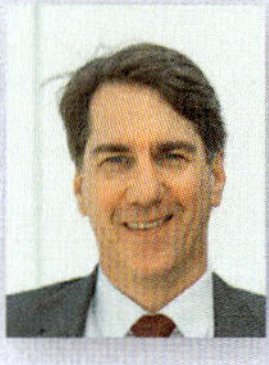

WENN SIE SUCHEN UND NICHT FINDEN

Mögen Sie sich? Was empfinden Sie, wenn Sie in den Spiegel schauen? Freuen Sie sich über das, was Ihnen gefällt, und gehen Sie nicht so streng mit sich ins Gericht. Oder spenden Sie sich einfach mal selbst Trost, wenn es nicht so optimal läuft. Dass die Selbstliebe Voraussetzung für eine erfüllende Liebe ist, mag abgedroschen klingen, aber Sie können nur gewinnen, wenn Sie es versuchen.

Um sich selbst mehr zu lieben, kann es hilfreich sein, mit einer ehrlichen Auseinandersetzung mit sich zu beginnen und sich einfach mehr anzunehmen. Entwickeln Sie Selbstmitgefühl, indem Sie zum Beispiel damit aufhören, sich zu beschimpfen, wenn etwas schiefgegangen ist. Bringen Sie mehr Verständnis für sich auf und haben Sie Geduld mit sich! Machen Sie sich bewusst, wie Sie mit sich selbst umgehen. Und sagen Sie sich so oft wie möglich: »Ich bin okay, so, wie ich bin!« Auch für die Selbstliebe gilt: Es ist nie zu spät, damit anzufangen.

Manche Menschen haben jedoch Probleme, einen neuen Partner zu finden. Wer sich selbst liebt, kann auch besser die Liebe eines anderen annehmen. Wenn Sie nicht allein bleiben wollen, fragen Sie sich, wie es eigentlich um Ihre Selbstliebe bestellt ist.

60plus, 70plus, 80plus – Sex forever?

Schlagworte wie Silver Sex machen die Runde, und es ist längst kein Tabu mehr, dass Sex auch für ältere Menschen eine wichtige Rolle spielt. Es ist schon lange bekannt, dass viele Paare jenseits der 60 noch sexuell aktiv sind. Und auch bei den über 80-Jährigen sind noch einige lustvoll dabei.

Das Übermaß an Sexualisierung in unserer Gesellschaft sagt nicht das Geringste darüber aus, wie Sexualität tatsächlich gelebt wird. Was sich hinter verschlossenen Türen – auch bei jüngeren Menschen – abspielt, weicht mit Sicherheit ganz erheblich von dem ab, was die allgegenwärtige Werbung verspricht. Darüber sollte man sich im Klaren sein. Lassen Sie sich also nicht von solchen Bildern verunsichern.

Endlich weiß man Bescheid

Für Sex im Alter ist das allerdings auch eine große Chance. Denn mit einigen Jahrzehnten an Lebenserfahrung ist man nicht mehr so anfällig für jeden Trend, glaubt nicht unbedingt dem äußeren Schein und hat über die Zeit die Realität doch ganz gut kennen-

gelernt. Das kann im besten Fall die Sexualität von äußerlichen Zwängen befreien.
Was aber kann Sexualität einem geben, wenn man die heftige Leidenschaftlichkeit der jungen Jahre hinter sich gelassen hat? Weniger Unsicherheit und Befangenheit, dafür mehr Innigkeit und Zärtlichkeit im Umgang miteinander. Den Leistungsdruck, der – bewusst oder unbewusst vorhanden – in jungen Jahren das Thema Sexualität begleitet hat, hat man hinter sich gelassen. Man ist nicht mehr so abhängig von Äußerlichkeiten und es geht nicht um das perfekte Styling. Doch trotzdem bleibt es wichtig, dafür zu sorgen, dass man äußerlich gepflegt ist, denn es bedarf in jedem Alter der Attraktivität, damit sich zwei Menschen zueinander hingezogen fühlen.
Auch in der Sexualität gilt, was bereits zu Partnerschaften gesagt wurde: Es gibt kein Muss – wenn Sie in einer Lebensphase sind, in der Sie lieber darauf verzichten und andere Dinge für Sie im Vordergrund stehen, dann ist das genauso in Ordnung. Lassen Sie sich von nichts und niemandem unter Druck setzen.

Momente, die uns über uns selbst hinausheben

Um die belebende Kraft der Sexualität auskosten zu können, bedarf es allerdings einer bejahenden Haltung zur Körperlichkeit, zu Berührungen, ja überhaupt zu Zärtlichkeit. Die gute Nachricht lautet: Diese scheint bei älteren Menschen in den letzten Jahrzehnten deutlich gestiegen zu sein.

WICHTIG

WENN ES NICHT SO GEHT, WIE ES SOLLTE

Es kann sein, dass der Sex im Alter nicht so problemlos abläuft, wie Mann und Frau das gerne hätten. Die körperlichen sexuellen Reaktionen verlangsamen sich – bei beiden Geschlechtern. Problematisch wird es für Männer, wenn sie Probleme mit der Erektion bekommen und die Potenz gestört ist, bei Frauen kommt es infolge des Östrogenmangels nach den Wechseljahren zu Scheidentrockenheit – um nur die am meisten verbreiteten Probleme zu nennen. In allen Fällen gilt: Fassen Sie sich ein Herz und sprechen Sie mit dem Arzt Ihres Vertrauens darüber: Bei Männern ist das die Urologin / der Urologe (oder vorab die Hausärztin / der Hausarzt), bei Frauen die Gynäkologin / der Gynäkologe. Mit großer Wahrscheinlichkeit können diese Ihnen weiterhelfen!

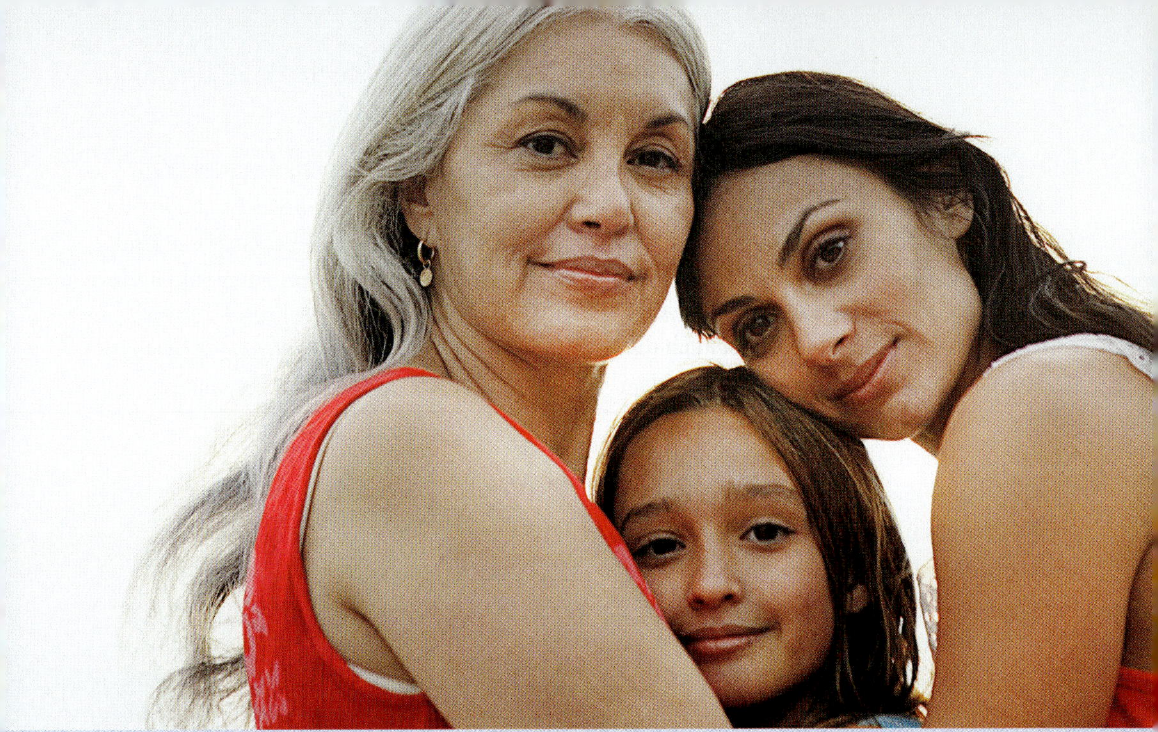

FÜR ANDERE DA SEIN

Vielen Älteren ist es nicht nur ausgesprochen wichtig, dass sie anderen Menschen nicht zur Last fallen, sie möchten darüber hinaus auch etwas geben und wollen einen sinnvollen Beitrag leisten in dieser Gesellschaft. Schließlich hat man sich im Lauf des Lebens Wissen und Erfahrungen erworben, und was liegt da näher, als dies an nachkommende Generationen weiterzugeben?! So weit die Theorie.

Was über Jahrtausende die Norm war – dass die Alten für das geschätzt wurden, was sie den Jungen voraushatten, und dass man dieses Wissen auch abfragte –, wurde in der westlichen Gesellschaft lange verdrängt.

Mehr Wertschätzung

Lange hofierte man die Jugend und belächelte das Alter. Doch in den letzten Jahren hat sich hierzulande einiges geändert. Zwar gibt es immer noch eine deutliche Orientierung am Jungsein, aber in dem Maße, in dem die Menschen insgesamt älter werden, steigt auch die Zahl der Alten. Weil es also prozentual mehr Alte gibt, wächst auch die Wertschätzung ihnen gegenüber, denn sie machen einfach einen immer größeren Anteil an der Gesellschaft aus. Und der wertvolle Beitrag, den Ältere für Gesellschaft und Wirtschaft leisten (etwa in Ehrenämtern, bei der Kinderbetreuung oder als Kunden), kann nicht mehr länger übersehen und ignoriert werden.

Nicht zuletzt ist das Selbstbewusstsein der Älteren gestiegen. Viele machen heute Dinge, die frühere Generationen sich in diesem Alter gar nicht mehr zugetraut oder gewagt hätten. Davon künden unter anderem Redewendungen wie »70 ist das neue 50«.

Herausforderungen für jede Generation

Jede Generation muss sich Neues erkämpfen, sonst gäbe es keine Entwicklung auf diesem Planeten. Aber viele Herausforderungen sind im Prinzip für die meisten Menschen gleich. Wie schön ist es da, jemanden zu haben, der einem bei den kleinen und großen Lebensangelegenheiten zur Seite steht, etwa wenn eine Mutter ihrer Tochter bei der Geburt der Enkel beisteht und ihr in der Zeit danach zur Hand geht. Oder wenn der Großvater seinen Enkeln bei den Hausaufgaben hilft. Von jedem Austausch zwischen den Generationen profitieren beide Seiten.

Eine klassische Win-win-Situation

Während sich die gerade genannten Beispiele vor allem im Privaten abspielen, gibt es viele Bereiche, in denen ältere Menschen ganz offiziell ihr Wissen und ihre Fähigkeiten zum Nutzen anderer einbringen können. Auch hiervon profitieren beide Seiten. Es heißt ja, wenn man etwas wirklich gut ler-

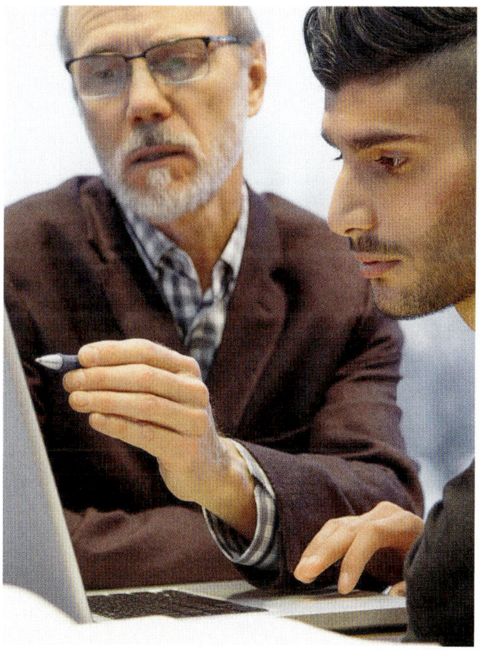

Es gibt viele Möglichkeiten, sich sozial zu engagieren und anderen Menschen zu helfen.

nen will, dann muss man es lehren. Insofern bringt man sich also auch noch selbst etwas bei, wenn man anderen etwas erklärt.
Vielleicht wissen Sie schon, was Sie anderen beibringen wollen – vielleicht aber auch nicht. Dann kann Ihnen zum Beispiel die Biographiearbeit (▸ **siehe Seite 113–115**) den Weg weisen. Forschen Sie nach dem, was Sie anderen gern vermitteln würden, worin Sie sich kompetent fühlen. Das muss nicht immer der frühere Beruf sein. Vielleicht war das, was Sie jetzt beherrschen, etwas, was Sie früher überhaupt nicht konnten. Dann haben Sie die Erfahrung machen dürfen, dass Schwächen manchmal verborgene Stärken sind – und können mit diesem Wissen anderen den Rücken stärken.

Als Mentor Wissen weitergeben

In Jahrzehnten des Berufslebens erworbenes Wissen an Jüngere weitergeben – das geht auch in Zeiten rasanter beruflicher Innovationen. So hat sich in den letzten Jahrzehnten das Mentoring immer mehr verbreitet, bei dem ein erfahrener Mensch sich eines Protegés oder Mentees, so die Fachbegriffe für die Geförderten, annimmt. Der Mentor steht nicht mitten im Geschehen und ist damit nicht direkt betroffen. So kann er als Vertrauensperson aus dieser Außenperspektive sehr gut beratend wirken.
Hier gibt es alle denkbaren Spielarten. Man kann in offizieller Mission von der (ehemali-

INFO

DAS RICHTIGE EHRENAMT

Um ein passendes Ehrenamt zu finden, gibt es mindestens zwei Möglichkeiten. Wenn Sie bereits konkret wissen, was Sie gerne tun würden, dann können Sie ganz gezielt nach Organisationen und Ansprechpartnern suchen, die infrage kommen, Bekannte ansprechen, die in dem Bereich tätig sind, und so weiter.
Ein zweiter Weg wäre, sich von der Vielzahl an Möglichkeiten anregen zu lassen, die sich in der Nähe Ihres Zuhauses ergeben. Sprechen Sie mit Nachbarn, erkundigen Sie sich in Ihrer Gemeinde, fragen Sie bei der Kirche nach oder recherchieren Sie im Internet. Was ist zeitlich für Sie machbar? Wo wollen Sie Verantwortung übernehmen? Was entspricht Ihren Fähigkeiten? Und was würde Ihnen Erfüllung bringen? Vom Schülerlotsen über Flüchtlingsbetreuer bis zum Helfer beim nächsten Stadtteilfest – die Welt braucht Sie und Ihre Talente!

gen) Firma beauftragt sein, eine Nachwuchskraft zu begleiten und zu fördern. Universitäten, Institutionen und Vereine aller Art, Fragen der Berufswahl und Karriereplanung – all das sind weitere Betätigungsfelder, die sich ergeben können. Und selbstverständlich bleibt es Ihnen unbenommen, inoffiziell jemanden in dieser Weise zu betreuen, der einen ähnlichen Weg einschlägt wie Sie. Vielleicht liegt Ihnen ja jemand am Herzen, dem Sie auf die Sprünge helfen wollen.
Anders als ein Coach, der sich beruflich auf das weite Spektrum zwischen Potenzialermittlung bis zur Konfliktlösung spezialisiert und es meistens weniger mit dem Nachwuchs zu tun hat, gibt der Mentor seine über Jahre und Jahrzehnte gemachten Erfahrungen in seinem Gebiet weiter. Natürlich gibt es Überschneidungen zwischen Mentoring und Coaching.
Auf jeden Fall profitieren auch hier beide Seiten: Der Mentor bleibt up to date, bekommt aktuelle Entwicklungen und Veränderungen mit, der Mentee kann sämtliche Vorzüge der Betreuung durch einen älteren Menschen genießen. Und beide sind dadurch eingebunden in ein Netzwerk aus Beziehungen – und im besten Fall gegenseitiger Wertschätzung.

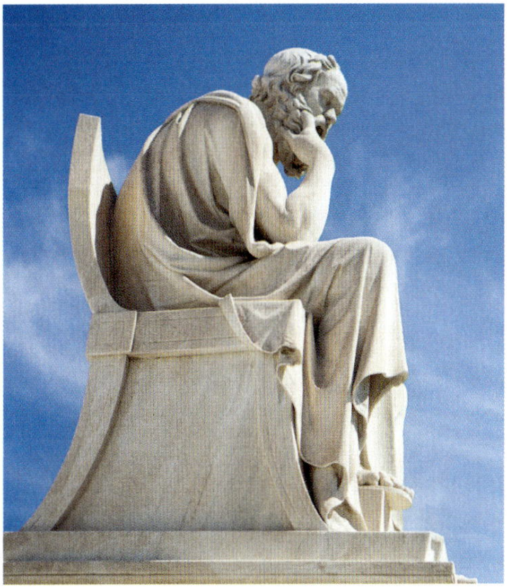

Als Mentor sein Wissen an einen anderen Menschen weiterzugeben, kann eine bereichernde Erfahrung sein.

WICHTIG

RATSCHLÄGE KÖNNEN SCHLÄGE SEIN

Mentor sein erfordert Fingerspitzengefühl: Besserwisserei und Ratschläge von oben herab, mögen sie noch so gut gemeint sein, rufen eher Widerstände hervor. Klugheit und die Einsicht, dass man Probleme eines anderen nicht lösen kann, wenn man nicht wirklich versucht, sich in dessen Lage hineinzuversetzen, sind wichtige Voraussetzungen auf dem Weg zum kompetenten Mentor.

OPTIMISTEN LEBEN TATSÄCHLICH LÄNGER!

Das konnten Wissenschaftler in verschiedenen Studien nachweisen. Bei Herz-Kreislauf-Erkrankungen lag das Sterberisiko optimistisch eingestellter Leute sogar weit unter dem ihrer pessimistischen Zeitgenossen. Für eine erhebliche Verlängerung des Lebens sorgt Optimismus insbesondere bei älteren Menschen.

Die Definition für Optimismus ist kurz und bündig: eine lebensbejahende Grundhaltung. Das bedeutet nicht, alles Mögliche schönzureden. Oder gefährliche Situationen mit der Bemerkung »Das wird schon gut gehen« abzutun. Optimisten können – und sollen – durchaus realistisch sein.

ANSICHTSSACHE

Bei den meisten Situationen des Lebens lassen sich die (objektiven) Tatsachen von der Bewertung dieser Tatsachen unterscheiden. Und dabei gibt es einen nicht unerheblichen Spielraum. Optimisten sind Menschen, die diesen Bewertungsspielraum in möglichst positiver Richtung ausreizen. Es geht also nicht um eine Verzerrung der Realität, sondern um eine Interpretation, die Mut macht. Ob man ein Glas eher als halb voll oder eher als halb leer betrachtet, ändert nicht das Geringste an dem Glas und seinem Inhalt, aber an der eigenen Stimmung.

Doch was hat das mit der Gesundheit zu tun? Negative Gedanken, Sorgen und Ängste verursachen Stress. Und Stress macht krank! Viele Menschen im Ruhestand, die es tatsächlich ruhiger angehen lassen, meinen, Stress wäre kein Problem mehr für sie. Aber davon kann man nicht unbedingt ausgehen. Wenn alltägliche Petitessen für innere Anspannung sorgen oder wenn man sich grämt, weil die Enkel vermeintlich zu wenig anrufen, dann erzeugt das Stress.
Übrigens, was dem einen Stress verursacht, lässt den anderen kalt. So reagieren einige Menschen schnell genervt, wenn zum Beispiel Nachbarn ein Grillfest veranstalten. Andere bleiben da völlig gelassen und freuen sich auf ihre nächste eigene Party.

STRESS, ADE!

Wenn Sie etwas gegen Ihre eigene Stressempfindlichkeit unternehmen wollen, dann sollten Sie sich zum einen über Ihre Stressverursacher Klarheit verschaffen. Und zum anderen eine Anti-Stress-Methode wie beispielsweise das autogene Training erlernen (▸ **siehe Seite 129–132**).

WIE WERDE ICH EIN OPTIMIST?

Gar nicht so einfach in einer Kultur, in der wir tagtäglich von allen Seiten mit schlechten Nachrichten bombardiert werden. Und da sind wir schon beim ersten Punkt: Vergessen Sie nicht, dass auch die seriösen Medien häufig selektiv berichten. Bleiben Sie informiert über das, was los ist, aber bedenken Sie, dass die Nachrichtenkanäle über Katastrophen und Terroranschläge viel eher und ausführlicher berichten als über manch positives, aber vielleicht unspektakuläres Ereignis. Somit ist es bestenfalls ein Ausschnitt der Realität, der hier geboten wird. Neben vielen weiteren Wegen, Optimist zu werden, hier die allerwichtigsten: Üben Sie sich darin, die objektiven Tatsachen und unveränderlichen Gegebenheiten von Ihren persönlichen Bewertungen zu trennen, und versuchen Sie, im Fall einer allzu negativen Beurteilung positivere Interpretationen zu finden. Lassen Sie diese dann als zumindest gleichwertig gelten und beobachten Sie danach, wie sich Ihre Stimmung verbessert. Und: Führen Sie ein erfülltes Leben, sorgen Sie für möglichst viele Momente der Freude und für Erfolgserlebnisse, vor allem dadurch, dass Sie die Dinge in Ihrem Sinne gestalten. Und freuen Sie sich mit anderen über deren Erfolge, dann können Sie Ihre Freude vervielfachen.

Von Mark Twain ist die Aussage überliefert: »Mein Leben war voller Unglücksfälle. Die meisten davon sind nie eingetreten.« Sie verdeutlicht, wie viele schlimme Erfahrungen und Misserfolge vor allem in unserem Kopf stattfinden – und Ansichtssache sind. Wir zermartern uns das Hirn darüber, was nicht alles geschehen könnte – und dann kommt es gar nicht dazu. Sollte der Worst Case doch eintreten, was ja hin und wieder der Fall ist, dann haben Optimisten wenigstens vorher eine bessere Zeit gehabt.

Wer die Risiken objektiv einkalkuliert, kann etwas wagen und wird viel Positives erleben.

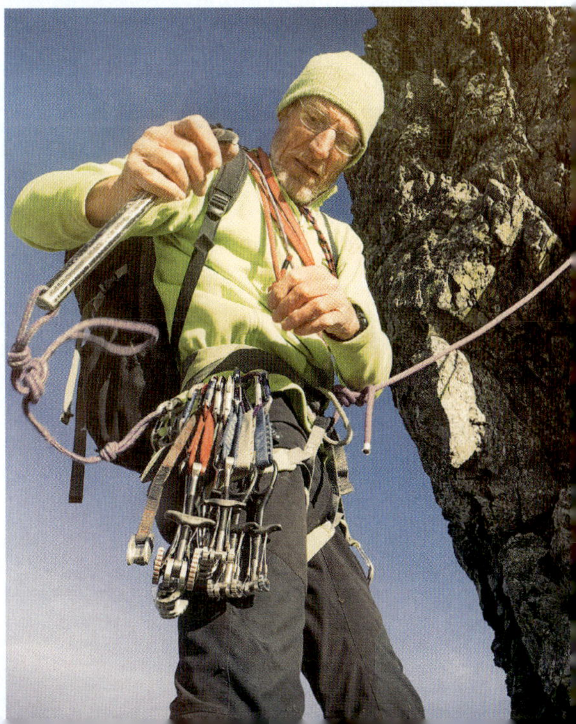

Bücher, die weiterhelfen

Aus dem GRÄFE UND UNZER VERLAG:

Bopp, Anette; Breitkreuz, Thomas:
Bluthochdruck senken

Berg, Aloys; König, Daniel; Stensitzky-Thielemans, Andrea:
Cholesterin senken

Coy, Johannes:
Die neue Anti-Krebs-Ernährung

Froböse, Ingo:
Das Muskel-Workout

Grasberger, Delia:
Autogenes Training (mit CD)

Kleine-Gunk, Bernd; Cavelius, Anna; Dusy, Tanja:
Abnehmen mit SIRT-Food

Kleine-Gunk, Bernd:
15 Jahre länger leben

Reichelt, Peggy:
Women in Balance

Mertens, Wilhelm; Oberlack, Helmuth:
Qigong (mit CD)

Mannschatz, Marie:
Meditation (mit CD)

Hobelsberger Bernhardt; Kleine-Gunk, Bernd:
Scheinfasten

Riedl, Matthias:
Nie wieder dick nach der Abnehmspritze

Pape, Detlef; Cavelius, Anna:
Schlank im Schlaf

Pape, Detlef; Cavelius, Anna:
Diabetes. Vorsicht: Insulinfalle!

Ruge, Nina; Duscher, Dominik:
Verjüngung ist möglich

Riedl, Matthias:
Abnehmen nach dem 20:80-Prinzip

Kleine-Gunk, Bernd:
Du bist so alt wie dein schwächstes Organ

Martinovicz, Martin:
Den Rücken selbst heilen

Vormann, Jürgen:
Low Carb High Fat

Ruge, Nina; Stephan, Hentschel:
Der Verjüngungsplan

Froböse, Ingo:
Bandscheiben-Akut-Training

Hümmelgen, Melanie; Riependorf, Helge; Sturm, Christian:
Unser Programm für mehr Gesundheit und Leichtigkeit

Bücher anderer Verlage

Cavelius, Anna:
Intervallfasten,
Scorpio

Cavelius, Anna:
Das Fastenbuch,
systemed

Cavelius, Anna:
Die Fructose-Falle,
Goldmann

Collins, Francis S.:
Meine Gene – mein Leben,
Spektrum

Gifford, Bill:
Jung bleiben,
Heyne

Grillparzer, Marion:
smart aging,
CHRISTIAN

Halle, Martin:
Jung bleiben mit gesunden Gefäßen,
Goldmann

Hanna, Thomas:
Beweglich sein – ein Leben lang,
Kösel

Korte, Martin:
Jung im Kopf
Pantheon

Mosetter, Kurt; Cavelius, Anna:
Zuckerkrankheit Alzheimer,
Riemann

Riedl, Matthias; Fleck, Anne:
Die Ernährungs-Docs,
ZS

Schmitt-Homm, Rüdiger; Homm, Simone:
Handbuch Anti-Aging und Prävention,
VAK

Steinhauser, Christof:
Du wirst nicht älter, sondern besser,
Schirmer

Tesky, Valentina; Pantel, Johannes:
Geistige Fitness erhalten – das AKTIVA-Programm,
Springer

Tesky. Valentina; Pantel, Johannes:
Geistig fit in jedem Alter,
Beltz

Adressen, die weiterhelfen

Bayerisches Staatsministerium für Gesundheit und Pflege
www.stmgp.bayern.de

Bundesministerium für Ernährung und Landwirtschaft (BMEL)
www.bmel.de

Schwerpunktpraxen für Ernährungsmedizin in ihrer Nähe über:

Bundesverband Deutscher Ernährungsmediziner e. V. (BDEM)
www.bdem.de

Deutsche Gesellschaft für Prävention und Anti-Aging-Medizin (GSAAM)
www.gsaam.de

Deutsche Sporthochschule Köln, Institut für bewegungsorientierte Prävention und Rehabilitation, Zentrum für Gesundheit durch Bewegung und Sport
www.dshs-koeln.de/zentrum-fuer-gesundheit-durch-sport-und-bewegung

Goethe-Universität Frankfurt Zentrum für Gesundheitswissenschaften, Institut für Allgemeinmedizin
www.allgemeinmedizin.uni-frankfurt.de

Sachregister

A

B

C/D

Übungsregister

Alle Rezepte auf einen Blick

A/B

D/E

F/G

H/I

K/L

M/O/P

R/S/T

V/W/Z

Impressum

GU ist eine eingetragene Marke der GRÄFE UND UNZER VERLAG GmbH, www.gu.de

Projektleitung: Anna Cavelius
Lektorat: Janette Schroeder, wortundart
Freie Mitarbeit (Text):
Ulrike Schöber, Daniela Weise
Bildredaktion:
Nele Schneidewind
Umschlaggestaltung und Layout:
independent
Medien-Design, Horst
Moser, München
Herstellung:
Martina Koralewska
Satz: Christopher Hammond
Reproduktion: Repro Ludwig, Zell am See
Druck und Bindung:
Firmengruppe APPL,
aprinta druck, Wemding

ISBN 978-3-8338-6330-1

5. Auflage 2025

Bildnachweis

Getty: 10, 46, 155; iStock: Cover, S. 6, 9, 16, 20, 30, 52, 54, 55, 67, 106, 110, 112, 113, 117, 121, 122, 125, 127, 128, 134, 136, 139, 140, 144, 153; Privat: S. 8 (Ingo Froböse), S. 60 (Matthias Riedl); C. Rau (Privat): S. 108 (Johannes Pantel); Shutterstock: 63, 124; Andi Frank: S. 4 (Klaus Holetschek MdL); Stocksy: S. 62; Rezeptfotos aus: Vitalküche, ISBN 978-3-8338-0673-5 (Produktion: Eising Foodphotography/ Martina Görlach, München)

Syndication:
www.imageprofessionals.com

Wichtiger Hinweis

Die Gedanken, Methoden und Anregungen in diesem Buch stellen die Meinung bzw. Erfahrung der Verfasser dar. Sie wurden von den Autoren nach bestem Wissen erstellt und mit größtmöglicher Sorgfalt geprüft. Sie bieten jedoch keinen Ersatz für persönlichen kompetenten medizinischen Rat. Jede Leserin, jeder Leser ist für das eigene Tun und Lassen auch weiterhin selbst verantwortlich. Weder Autoren noch Verlag können für eventuelle Nachteile oder Schäden, die aus den im Buch gegebenen praktischen Hinweisen resultieren, eine Haftung übernehmen.

QUALITÄTS G|U GARANTIE

LIEBE LESERINNEN UND LESER,

wir wollen Ihnen mit diesem Buch Informationen und Anregungen geben, um Ihnen das Leben zu erleichtern oder Sie zu inspirieren, Neues auszuprobieren. Wir achten bei der Erstellung unserer Bücher auf Aktualität und stellen höchste Ansprüche an Inhalt und Gestaltung. Alle Anleitungen und Rezepte werden von unseren Autoren, jeweils Experten auf ihren Gebieten, gewissenhaft erstellt und von unseren Redakteur*innen mit größter Sorgfalt ausgewählt und geprüft.

Haben wir Ihre Erwartungen erfüllt? Sind Sie mit diesem Buch und seinen Inhalten zufrieden? Wir freuen uns auf Ihre Rückmeldung. Und wir freuen uns, wenn Sie diesen Titel weiterempfehlen, in Ihrem Freundeskreis oder bei Ihrem Online-Kauf.

Sollten wir Ihre Erwartungen so gar nicht erfüllt haben, tauschen wir Ihnen Ihr Buch jederzeit gegen ein gleichwertiges zum gleichen oder ähnlichen Thema um.

KONTAKT ZUM LESERSERVICE

GRÄFE UND UNZER VERLAG
Grillparzerstraße 12
81675 München
www.gu.de

Umwelthinweis

Dieses Buch wurde auf PEFC-zertifiziertem Papier aus nachhaltiger Waldwirtschaft gedruckt.